# ANALYSE

DES

# EAUX THERMALES

## DE CALDAS NOVAS,

COMARCA DE SANTA CRUZ, PROVINCE DE GOYAZ,
AU BRÉSIL,

**Contenant une observation sur les causes du développement du Goître, et suivie d'une étude sur la Morphée;**

**EN MARS 1842,**

PAR

LE DOCTEUR J. M. FAIVRE.

IMPRIMÉE A RIO DE JANEIRO
EN 1844.

PARIS. — 1846. — IMPRIMERIE DE FAIN ET THUNOT,
Rue Racine, 28.

## POVOAÇÃO DE CALDAS NOVAS.

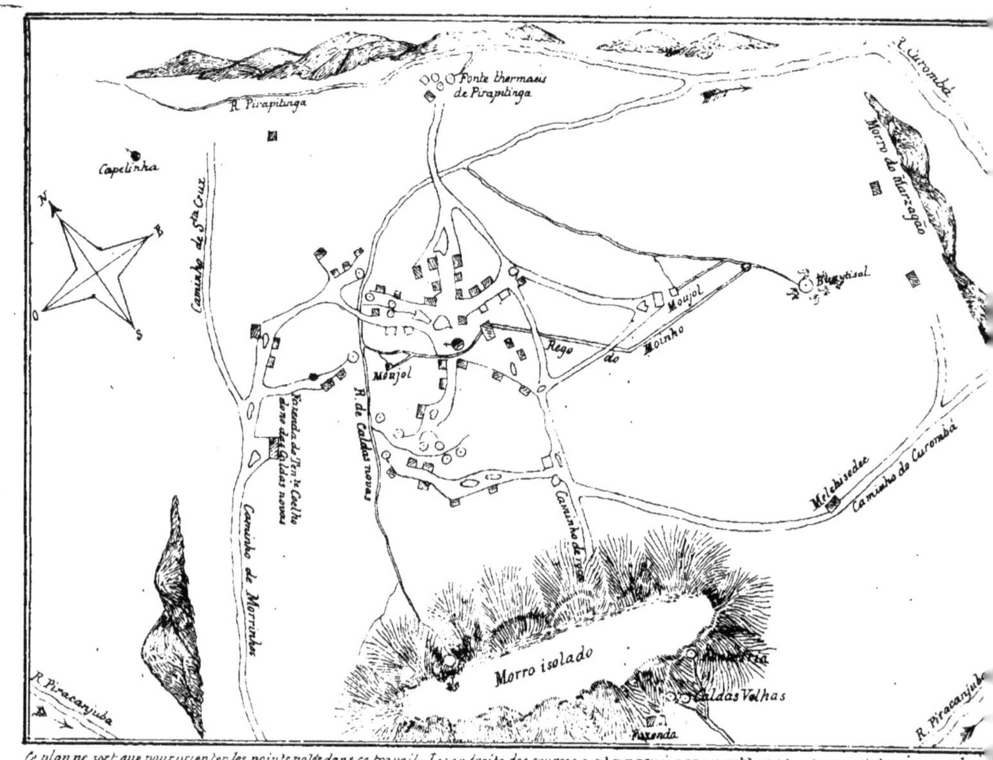


*Ce plan ne sert que pour orienter les points notés dans ce travail. Les endroits des sources sont marqués par un petit rond avec un point au centre. Le r indique les chemins; le bleu l'eau, et le vert montre que tout le terrain est couvert de végétation.*

# AVERTISSEMENT.

Vers la fin de 1841, déterminé à parcourir les provinces de Goyaz et de Matto-Grosso, je reçus, à mon départ de Rio, de M. le ministre de l'intérieur, par l'entremise du marquis de Barbacena et de D. José de Assis Mascarenhas, président de Goyaz, la commission d'examiner les eaux thermales de Caldas Novas, que la voix publique et les journaux proclamaient comme un remède spécifique contre l'horrible maladie connue au Brésil sous le nom de Morphée. Pour remplir mes engagements, je me rendis de suite sur les lieux, que je trouvai occupés par une centaine de malades.

Et le présent travail est le résultat des études que je fis, tant sur les sources que sur les malades eux-mêmes.

Il m'a semblé que ces études amenaient, avec des faits curieux et nouveaux, des déductions assez importantes pour valoir la publicité, et j'ai pensé qu'en faisant imprimer ce travail je pourrais plus facilement le faire connaître aux hommes éminents de l'empire par leur science et leur patriotisme. Ils le jugeront; et s'ils le trouvent digne de leur attention, ils pourront déterminer le gouvernement à prendre les mesures qu'exigerait la révélation d'un mal qui menace d'envahir une grande partie de la population au Brésil.

On s'apercevra facilement que ceci n'est qu'une étude, ou l'introduction à un plus grand travail, mais que je ne dois entreprendre qu'après le jugement de cet essai.

# EAUX THERMALES

DE

# SANTA CRUZ DE GOYAZ.

### POSITION ASTRONOMIQUE, ET TOPOGRAPHIE DE CALDAS NOVAS.

Caldas Novas est situé vers 17° 15′ de latitude australe, et 50° 30′ de longitude occidentale comptée du méridien de Paris; à 12 lieues S. O. de la ville de Santa Cruz.

C'est à la réputation de ses eaux contre la morphée que le pays doit l'existence de ce village temporaire (*povoução*), formé de la réunion d'environ 50 maisons, renfermant 200 et quelques personnes, et groupées sans ordre autour de ces sources. L'endroit est ainsi nommé par opposition à Caldas Velhas, où sont d'autres sources connues antérieurement à celles-ci, de même nature qu'elles, et qui n'en sont éloignées que de deux lieues en s'y rendant par un chemin de traverse (1).

Caldas Novas jouit d'une position agréable : la vue n'en est pas très-étendue, mais le terrain des environs est bien distribué. Le village est traversé par une petite rivière (*corrego*) assez forte cependant dans le temps des pluies, mais qui n'est plus qu'un ruisseau dans les mois de sécheresse; c'est dans cet endroit, sur l'escarpement des bords de cette rivière, que naissent les eaux

(1) Les sources de Caldas Velhas furent aperçues par Bueno fils en 1722, en allant, par ordre du gouverneur de Saint-Paul, Rodrigo Cezar de Menezes, à la reconnaissance de Goyaz, découvert par son père Bartholomeo Bueno. Celles de Caldas Novas ne sont connues que depuis 1777, époque à laquelle Martinho Coelho, père du lieutenant Coelho d'aujourd'hui, quitta Santa Luzia pour aller s'établir dans ces parages (*sertões*), alors habités par les Cayapós et les Chavantes, contre lesquels il eut plusieurs fois occasion de se défendre. Et ce ne fut qu'en 1818 que ces eaux acquirent quelque réputation, après qu'elles eurent guéri Fernando Delgado, avant-dernier général de Goyaz, d'une douleur rhumatismale avec paralysie incomplète du bras droit.

thermales de Caldas Novas, où se baignent dans ce moment 98 à 100 malades, venus presque tous des provinces de Saint-Paul, Minas-Geraes, Rio de Janeiro, et très-peu de Goyaz. Cette rivière naît en grande partie d'un *burytisal* (1) situé près de la sommité d'une montagne élevée d'environ 200 mètres au-dessus du sol environnant, à 3/4 de lieue S. O. du village. Cette montagne, dirigée E. S. E. et O. N. O., entièrement isolée, est composée de granite porphyroïde et de granite commun à sa base, de grès quarzeux et de schiste micacé dans le reste de son étendue; de nombreux filons de quarz, plus ou moins puissants, traversent ces roches dans plusieurs directions; son sommet, terminé par un plateau de trois lieues de long et une de large, est couvert en grande partie de débris anguleux de quarz qui en rendent le sol stérile, ou sur lequel du moins on ne voit qu'un petit nombre de plantes, et seulement quelques arbres épars et de mauvaise venue (2).

Du côté opposé de la montagne, également près de son sommet, existe une source d'eau jaillissante assez abondante, qui ne tarit jamais et descend par un ravin escarpé jusqu'au pied de la montagne, où elle confond ses eaux froides avec celles des sources thermales de Caldas Velhas; celles-ci sont très-abondantes et fournissent au moins les 7 dixièmes de l'eau d'une rivière (*ribeirão*) qui à deux lieues de là va se jeter encore tiède dans la *Piracanjubá*, un des affluents de la rivière *Curombá*.

A une lieue N. du village, sur la rive droite de la rivière *Pirapitinga*, à 100 pas de ses bords, sur un terrain plat et en face d'une chaîne de montagnes peu élevées qui suit le cours du *Curombá*, existent encore d'autres sources thermales, à peu près aussi abondantes et de même nature que celles de Caldas Novas, seulement avec cette particularité d'avoir leur température élevée de deux degrés de plus (42° cent.). Elles sont habitées dans ce moment-ci par quelques malades.

(1) Le *Buryti*, cette espèce de palmier ne croît que là où se trouve une source d'eau permanente; ce qui fait qu'en traversant ces *sertões*, si l'on a besoin d'eau, ce qui arrive quelquefois, on est sûr d'étancher sa soif auprès de cet arbre providentiel, qui, par sa hauteur et sa forme élégante, fournit encore l'avantage d'être aperçu de très-loin.

(2) N'étant pas assez botaniste pour nommer les plantes qui croissent aux environs de ces sources, et pour que cette lacune puisse être remplie plus tard, s'il en est besoin, je conserve des échantillons de celles que j'y ai trouvées en fleurs, de quelques-unes aussi sans fleurs, ainsi que la graine et la racine de quelques autres. De plus, j'apprends ici que M. de Saint-Hilaire a visité cet endroit; ainsi il ne manquera pas de faire mention des principales plantes qui s'y trouvent, etc.

Malgré sa latitude rapprochée de l'équateur, la température de Caldas Novas est très-supportable, et n'empêchera pas la population de s'étendre de ce côté. La chaleur y est modérée par la position élevée du sol, et par l'absence de hautes chaînes de montagnes qui pourraient empêcher les vents régnants de souffler librement sur toute l'étendue du pays, et d'en rafraîchir ainsi l'air et le sol échauffés par le soleil.

La température, observée à l'ombre trois fois par jour, m'a donné une moyenne de 24° centigrade pour les quatre mois de décembre, janvier, février et mars. Et par le moyen indiqué par M. Boussingault, la température moyenne de Caldas Novas serait de 22° centigrade pour toute l'année (1).

Les vents qui ont régné ces quatre mois n'ont pas été très-réguliers, et mes observations ne suffisent pas pour les déterminer convenablement ; cependant j'y puis voir que les vents de N. O. et de S. O. accompagnaient le plus souvent les jours pluvieux, et que dans les beaux jours les vents d'E. et de N. soufflaient généralement.

Enfin, la situation de Caldas Novas à deux lieues de la rivière Curombá, navigable en partie, lui fait partager, avec une infinité d'autres localités au Brésil, l'avantage de présenter un riche emplacement pour une nombreuse population : l'eau, les bois, les pâturages et les terrains de culture s'y rencontrent dans des proportions qui laissent peu à désirer.

(1) Boussingault a observé qu'il suffit dans les régions équatoriales, pour avoir la température moyenne du lieu, de descendre un thermomètre à un tiers de mètre de profondeur dans un trou de sonde que l'on aura soin de couvrir pendant l'expérience d'un corps mou, recouvert par une pierre plate pour empêcher l'air de s'y renouveler; et avant d'y placer l'instrument, on lui aura donné le temps de perdre la chaleur qu'il aurait pu acquérir en le faisant ; l'endroit choisi pour cette expérience doit être abrité contre la pluie et préservé de l'influence solaire et du rayonnement nocturne. Ce système d'observation est fondé sur l'existence d'une couche terrestre dont la température ne varie ni pendant le jour ni pendant la nuit, et qui se trouve très-rapprochée de la surface du sol entre les tropiques, tandis qu'elle en est très-éloignée dans les zones tempérées et glaciales, cependant moins, dans ces dernières que dans les zones tempérées : ce dernier fait, que l'on rapporte sans lui assigner de cause, pourrait bien tenir, au moins en partie, à la couche de neige qui tombe et recouvre le sol de ces régions dans le temps du froid. En effet, celui-ci, par l'interposition de la neige, n'agissant plus à une aussi grande profondeur, le calorique intérieur peut rayonner plus près de la surface, et par là la couche terrestre de température invariable se trouver placée moins profondément; etc.

Le pays manque de calcaire, malheureusement; mais cela n'empêche pas les terres d'y être très-productives; l'abondance d'alumine qu'elles contiennent fait que celle-ci, cédant très-difficilement son eau d'absorption, conserve au sol son humidité, élément indispensable de toute végétation, et le préserve ainsi des effets nuisibles de la sécheresse qui se fait sentir dans ces régions plusieurs mois de suite chaque année.

Le terrain de Caldas Novas appartient à la *Fazenda* du lieutenant *Coelho*, qui permet gratuitement l'installation sur ses terres des malades qui viennent s'y baigner. Cette *Fazenda*. de 20 à 25 lieues carrées d'étendue, avec d'excellentes terres, est à peine cultivée, le propriétaire s'occupant plus particulièrement d'en tirer l'or qu'elle contient; cependant ce métal n'y est pas très-abondant, et son gisement, placé peu favorablement dans des filons minces d'un poudding formé de cailloux roulés, etc. (*cascalho*), traversant des bancs puissants et très-durs d'un schiste micacé et talqueux, mélangé de feldspath granulaire, de quarz et d'argile (*pizzara*), augmente les frais d'extraction et diminue les bénéfices; mais peu importent les difficultés, on veut de l'or... Et généralement, dans tous ces pays aurifères, on préfère vivre mal, en négligeant la culture des terres, et courir après l'espérance de rencontrer beaucoup d'or... Ce malheureux appât de l'or sera-t-il donc encore longtemps un obstacle au bonheur des hommes?

## ANALYSE QUALITATIVE DES EAUX THERMALES DE CALDAS NOVAS.

1° Ces eaux minérales sont jaillissantes, et sourdent en 12 endroits différents dans un espace d'environ 500 pas de long et 50 de large, sur l'escarpement de la rivière (*V*. le plan).

2° Chacune de ces sources fournit un volume d'eau différent: la plus abondante en donne un peu moins d'un litre par seconde, et la moins abondante environ un quart de litre.

3° L'élévation de la température coïncide avec la quantité d'eau qu'elles fournissent: la source qui en fournit le plus marque 40° centigrade, celle qui en fournit le moins 34° centigrade.

4° L'eau de ces sources est limpide, sans couleur, sans odeur ni saveur appréciables. Ces caractères ne varient pas, non plus que leur volume et leur température.

5° Le refroidissement et un repos de plusieurs jours ne donnent lieu à aucun dépôt.

6° Leur pesanteur spécifique est 1,003, celle de l'eau distillée étant prise pour l'unité 1,000.

7° Deux litres de cette eau minérale évaporée jusqu'à siccité ont donné un résidu pesant 3 grains environ.

8° *Indication de l'azote ou nitrogène.* — Une cornue de verre d'environ un litre de capacité a été remplie de ces eaux minérales, et munie d'un tube de dégagement se rendant sous une éprouvette remplie de la même eau minérale, ainsi que le vase servant de cuve pneumatique; et la panse de la cornue, plongeant jusqu'au col dans un bain-marie, a été chauffée graduellement et maintenue pendant une heure à 90° centig. Pendant l'expérience, il ne s'est dégagé de l'appareil que quatre à cinq bulles d'un gaz que j'ai jugé être le même que celui qui s'échappe de ces sources conjointement avec la veine d'eau, et que là j'ai pu recueillir en assez grande quantité pour être soumis à plusieurs expériences. Ce gaz est sans couleur, sans odeur; il éteint les corps en combustion; agité dans l'eau de chaux, il ne la trouble point, et n'est pas absorbé par une dissolution de potasse. Ce n'est pas du gaz acide carbonique; je pense que c'est de l'azote.

9° *Indication d'un alcali, ou d'une terre alcaline.* — L'expérience a été répétée plusieurs fois à la source même : cette eau n'altère point la couleur bleue de la teinture de tournesol, mais elle ramène au bleu celle qui a été rougie par un acide. Elle ne contient donc pas d'acide libre, mais bien un alcali, ou une terre alcaline, ou plusieurs de ces substances réunies.

10° *Indication d'un carbonate alcalin.* — L'eau de chaux récemment préparée et avec soin, donne lieu à un précipité qui ne disparaît pas par l'addition d'une nouvelle quantité d'eau minérale, ce qui indique encore l'absence de l'acide carbonique libre, et montre la présence d'un ou plusieurs carbonates alcalins ou terreux, séparés ou réunis. L'acide sulfurique, ou tout autre, ne produit pas d'effervescence dans une eau minérale qui n'a pas été concentrée par l'évaporation; mais celle-ci, réduite environ au quart, donne lieu à une effervescence, soit que l'on verse l'acide dans l'eau, soit que l'on verse l'eau sur l'acide; cependant dans ce dernier cas l'effervescence est plus vive et plus prompte.

11° *Indication d'un chlorure, ou de l'acide chlorique.* — En versant une dissolution de nitrate d'argent dans une portion d'eau minérale (il n'est pas nécessaire pour cela qu'elle soit concentrée par l'évaporation) on obtient un précipité blanc, insoluble dans l'acide nitrique étendu. Ce précipité aurait pu être un iodure ou un bromure, si l'eau minérale contenait une combinaison de brome ou d'iode, ou des deux en même temps; mais m'étant assuré que ces substances n'y existent pas, j'en ai conclu que le précipité était un chlorure d'argent.

12° *Indication de l'acide silicique.* — Une portion d'eau minérale a été réduite à siccité par l'évaporation, et le résidu très-desséché, mis en contact pendant une demi-heure avec l'acide hydrochlorique (dans cette occasion il s'est produit une vive effervescence); ensuite ayant versé de l'eau distillée sur la masse, l'acide silicique sous forme d'une poudre blanche est resté sans se dissoudre. Celui-ci, traité au chalumeau par la soude, s'est fondu en un globule limpide avec dégagement d'acide carbonique.

13° *Indication de la chaux.* — Dans une portion (3 litres) d'eau minérale réduite environ au huitième, l'acide oxalique ne donne lieu à aucun précipité, mais l'oxalate d'ammoniaque en précipite la chaux. La promptitude avec laquelle apparaît le précipité formé par l'oxalate d'ammoniaque sert à le différencier d'un précipité magnésien qui pourrait avoir lieu par ce réactif, mais beaucoup plus lentement, et si la magnésie s'y trouvait en grande quantité : de plus, après avoir précipité la magnésie par l'ammoniaque et filtré la liqueur, celle-ci a donné un nouveau précipité par l'acide oxalique; sans doute parce que, dans ce cas, l'acide oxalique a formé, avec un excès d'ammoniaque, employé pour précipiter la magnésie et resté dans la liqueur, un oxalate d'ammoniaque, seul réactif qui ait pu faire apparaître les petites quantités de chaux qui se trouvent dans l'eau de ces sources.

14° *Indication de la magnésie.* — Dans une portion de cette eau minérale, suffisamment concentrée par l'évaporation, l'ammoniaque détermine un précipité blanc qui est soluble dans une dissolution de chlorure ammonique. Si l'on ajoute à l'eau minérale d'essai une dissolution de sel ammoniac avant de verser l'alcali, celui-ci ne produit pas de précipité, ce qui empêche de confondre la magnésie avec l'alumine qui est également précipitée par l'ammoniaque et malgré la présence du chlorure ammonique. Les dissolutions de carbonate de potasse et de phosphate de soude donnent aussi lieu à des précipités de magnésie; mais on doit chauffer l'eau minérale pour les faire apparaître, ou ajouter quelques gouttes d'ammoniaque à la liqueur, ce qui prouve, au reste, que la magnésie est peu abondante dans cette eau minérale, quoique ce soit une des substances qui y prédominent.

15° *Indication de la potasse et de la soude.* — Sans rien précipiter d'une portion de cette eau minérale, ou après en avoir enlevé la magnésie, la chaux et la silice, je l'ai réduite à siccité, et dans la crainte d'y rencontrer de l'ammoniaque, qui précipite comme la potasse par le chlorure platinique, j'ai fait rougir le résidu; celui-ci a été dissous dans un peu d'eau distillée; ensuite on a ajouté de l'alcool, et cette liqueur, essayée par la dissolution de chlorure platinique, a donné lieu à un précipité jaune clair de platinico-potassique des plus manifestes.

La soude a été reconnue en plaçant une portion du même résidu desséché sur la pointe recourbée d'un fil de platine, et présentant celui-ci dans l'intérieur de la flamme du chalumeau; la partie extérieure de cette flamme s'est colorée en un jaune intense : elle se fût colorée en violet si la potasse eût existé seule dans la matière de cet essai.

Je ferai remarquer que les expériences que je rapporte, et d'une manière très-succincte, dans cette analyse, ne sont qu'une faible partie de celles que j'ai faites pour acquérir une connaissance exacte des substances que j'ai signalées dans ces eaux minérales. De même il eût été bien inutile de faire mention de toutes celles que j'ai faites en vain pour y découvrir d'autres substances, comme l'arsenic, l'iode, la baryte, le fer, etc., et beaucoup de bases et d'acides divers.

## OBSERVATIONS SUR LES PRODUITS OBTENUS.

1° Le gaz qui s'échappe à travers la veine d'eau jaillissante de ces sources (par bulles qui se succèdent à des intervalles de temps irréguliers, en quantité d'environ un litre par minute, dans chaque source), et que je crois être du nitrogène, me paraît contenir aussi un peu d'oxygène ou d'air atmosphérique; car remplissant de ce gaz un eudiomètre à phosphore, celui-ci pendant un certain temps y reste lumineux dans l'obscurité, et il s'en élève de temps en temps des vapeurs blanches d'acide phosphoreux. Il est vrai que, selon Bœckmann, ce phénomène a également lieu dans l'azote pur, mais sans doute d'une manière moins sensible, puisque l'assertion contraire a été élevée par quelques chimistes.

***Après avoir terminé et remis ce travail, j'ai appris que l'observation de Bœckmann avait été reconnue exacte; ainsi je pense maintenant qu'il n'existe pas d'oxygène dans l'eau de ces sources.***

2° Je soupçonne également un peu d'alumine jointe à la magnésie, car le précipité obtenu par l'ammoniaque n'est pas complétement dissous par la dissolution du chlorure ammoniaque, et même après plusieurs heures de repos la dissolution de sel ammoniac a donné lieu à un faible précipité, mais très-apparent. D'ailleurs, cette terre y serait en si petite quantité, et adhère si fortement à la magnésie, que c'est seulement en voulant faire une analyse quantitative que l'on se déciderait à l'en séparer.

3° L'acide silicique forme la moitié en poids du résidu obtenu par l'évaporation, ce qui me porte à croire qu'une partie seulement de cet acide est employée à la formation des silicates qui peuvent exister dans ces eaux, tandis que l'autre y resterait à l'état de dissolution.

4° L'acide carbonique me paraît être aussi en quantité suffisante pour former des bi-carbonates avec celles des bases qui se trouvent combinées avec lui; j'en juge ainsi par la grande effervescence qui a lieu en traitant ces carbonates par un acide, etc.

### RÉSUMÉ DES SUBSTANCES CONTENUES DANS CES EAUX MINÉRALES.

| | | | | | |
|---|---|---|---|---|---|
| Gaz. | Azote. | Acides. | Chlorique.<br>Carbonique.<br>Silicique. | Bases. | Potasse.<br>Soude.<br>Chaux, des traces.<br>Magnésie.<br>Alumine, des traces. |

Le nombre des combinaisons que peuvent former entre elles toutes ces substances est très-grand, et peut être modifié par leur quantité matérielle, etc. C'est pourquoi je m'abstiens de les indiquer, regardant la chose même comme assez difficile pour un chimiste de profession, sans une analyse quantitative.

### ORIGINE DE LA TEMPÉRATURE ET DES PRINCIPES MINÉRALISATEURS DE CES EAUX.

Tout porte à croire que les eaux thermales qui nous occupent doivent leur température uniquement aux profondeurs d'où elles arrivent. Leur éloignement des lieux où pourraient exister des indices de volcans ou de mines embrasées empêche de s'arrêter à l'idée de feux souterrains, comme cause de ce phénomène. De même leur composition minérale n'admet ni la nécessité ni l'existence d'actions chimiques particulières, capables de déterminer cette température. Mais au contraire, en s'en rapportant à l'opinion généralement reçue, que la température de la terre augmente avec la profondeur, le fait s'explique facilement, et pour cela on n'a besoin que de placer le réservoir de ces sources à une profondeur d'environ 609 mètres seulement, en suivant dans cette évaluation l'observation de Humboldt, qui a trouvé une température de + 36° centigrade à 522 mètres de profondeur dans une mine d'argent au Mexique.

Quant à la formation de ces réservoirs, elle peut être expliquée dans ce cas-ci, d'une manière assez naturelle, par la configuration du sol, qui dans une étendue d'environ 20 à 30 lieues de rayon (celui-ci prolongé encore vers l'O. N. O.) ne présente à sa surface que des montagnes peu élevées, mais une grande variété de monticules et de vallées peu profondes, dirigés dans tous les sens. Cette disposition du terrain offrant peu de facilité à l'écoulement des eaux, celles-ci se trouvent dans des circonstances favorables pour s'infiltrer à travers le sol, descendre le long des fentes de rochers, traverser les couches et les filons de substances perméables, et se rassembler enfin dans des réservoirs plus ou moins étendus pour y prendre la température des lieux, et s'en échapper ensuite d'autant plus chaudes qu'elles arrivent de plus loin (1).

A l'égard des principes minéralisateurs de ces sources, ils proviennent sans doute de la composition des granites, des gneisses, des schistes, enfin de toutes ces roches feldspathiques et quarzeuses, ainsi que de diverses espèces de terres argileuses que ces eaux traversent et qui composent la plus grande partie des terrains géologiques de cette contrée, et qui ont, comme on sait, pour principaux éléments la silice, la chaux, l'alumine, la magnésie, la potasse, la soude, etc., toutes substances qu'en effet on rencontre dans ces eaux. Et quoique plusieurs causes inhérentes aux circonstances dans lesquelles peuvent se trouver les substances minérales que nous venons de nommer soient capables, avec le concours de l'air atmosphérique, de donner naissance au nitrogène et à l'acide des carbonates que nous y avons reconnus, je pense néanmoins que ces gaz proviennent encore des débris de végétaux et d'animaux que ces mêmes eaux rencontrent sur leur passage, déjà à l'état de décomposition, ou qu'elles précipitent avec elles au fond de ces réservoirs souterrains pour y être décomposés, etc.

(1) Cette disposition du terrain sert encore à expliquer l'existence des *burytisães*, ou sources d'eau vive, que l'on rencontre en si grand nombre dans tous ces *sertões*.

## DE L'ACTION MÉDICALE DE CES EAUX, QUE L'ON PEUT APPELER *EAUX THERMALES ALCALINES AZOTÉES.*

Par la composition chimique de ces eaux et la petite quantité de matières qui entre dans leurs principes constituants, on voit que, prises intérieurement, leur action sur l'économie doit être très-faible; mais appliquées en bains, elles seront un excitant de la peau et détergeront les plaies qui existeraient à la surface du corps; ainsi aidées de leur température, elles guériront des rhumatismes chroniques, certains ulcères et quelques maladies de peau.

Mais employées contre la morphée, ces eaux minérales n'ont déterminé aucun effet curatif; et si elles ont soulagé plusieurs des malades qui sont venus les prendre, surtout dans les premiers temps de leur arrivée, ce n'est pas en diminuant leur état morphétique, mais en agissant, avec d'autres causes encore, contre des affections secondaires. Je dirai comment, en répétant cette assertion dans un mémoire sur cette maladie observée sur plus de quatre-vingt-dix malades qui résident à ces sources, quelques-uns depuis cinq à six ans.

La morphée a, selon moi, une tout autre cause que celles que l'on a présumées jusqu'à présent, et elle produit des altérations toutes différentes. Cependant je suspendrai mon jugement sur cette affection jusqu'à ce que je l'aie étudiée suffisamment; et pour ajouter aux faits que j'ai déjà, je me propose d'aller bientôt au village des Annicuns, à 60 lieues d'ici, où l'on me dit que presque tous les habitants sont atteints de cet horrible mal. Je ne crois pas la moitié de ce bruit; néanmoins il faut voir : le sujet est trop important pour que l'on puisse se permettre de négliger quelque chose qui pourrait l'éclairer

***En effet quelques mois après m'étant rendu au village des Annicuns, habité par environ deux cents personnes, je n'y trouvai que deux malades.***

---

## OBSERVATION SUR LES CAUSES DU GOITRE.

N'espérant pas avoir une occasion meilleure que celle-ci, je vais consigner une observation relative à une cause présumée de la formation du goître, infirmité dont bien peu de personnes sont exemptes à Santa Cruz, dans ses environs, et généralement dans tous ces *sertões*.

Par des expériences répétées sur l'eau de quelques sources des environs, je me suis assuré que toutes sont privées d'air atmosphérique et plus ou moins saturées de nitrogène, et que toutes contiennent des carbonates alcalins et terreux. Celle dont Caldas Novas fait usage pour ses besoins domestiques ne diffère des eaux thermales que par la température; elle ramène au bleu le papier de tournesol rougi par un acide, fait effervescence avec les acides, précipite par le nitrate d'argent, l'ammoniaque, etc. Cette eau naît d'un *burytisal* à quelques portées de fusil des habitations; elle est abondante; une partie est employée à faire tourner un moulin. Il est probable que ces sources se forment comme elles naissent, toutes de la même manière, les sources froides ayant leurs réservoirs plus près de la surface du sol que les autres; et que la configuration du terrain en est la cause première, en même temps qu'elle favorise singulièrement la réunion des matières végétales et animales qui fournissent l'acide carbonique et le nitrogène qu'elles renferment. J'ai remarqué que les environs de Saint-Paul, où le goître est endémique, présentent dans la configuration du sol le même aspect que ceux-ci, et que les eaux dont les habitants font usage pour leurs besoins domestiques proviennent comme celles-ci de sources jaillissantes (*olhos d'agua*). On ne voit pas auprès d'elles de *burytis*, parce que la latitude de Saint-Paul ne convient pas à cette espèce de palmier (je n'ai commencé à l'apercevoir en venant ici que près du Rio Grande); mais cette particularité ne peut nuire à l'observation dans laquelle le *buryti* ne joue qu'un rôle accidentel. Alors, il resterait à s'assurer si les eaux des environs de Saint-Paul, ainsi que celles des endroits où l'on remarque beaucoup de goîtres, contiennent ces mêmes principes minéralisateurs, ou seulement si elles sont privées d'oxygène et si elles contiennent du nitrogène; car je crois que l'absence de l'air atmosphérique et la présence du nitrogène dans l'eau (les deux cas réunis ou seulement l'un ou l'autre) suffit pour modifier son action sur le corps thyroïde, de manière à déterminer une affection qui compromet toujours la santé et quelquefois la vie des individus. L'eau ne dissout que quatre pour cent de son volume d'azote; c'est peu, et souvent encore elle n'en est pas saturée; mais qui peut dire qu'il faudra beaucoup de ce gaz pour changer les qualités d'une eau qui provoquerait cette dangereuse difformité, etc.?

Si cette observation acquiert quelque solidité, il sera assez facile, ***quant aux moyens***, de se préserver de cette infirmité : 1° En n'employant dans l'intérieur de la maison que de l'eau de rivière ou d'un ruisseau de plusieurs lieues de cours. 2° Les habitants qui ne pourraient pas faire usage de l'eau de rivière à cause de l'éloignement, feraient construire dans leur maison un réservoir en briques, d'une capacité proportionnée à leurs besoins, d'où l'eau, s'échappant par un filtre serré et garni d'une couche épaisse de charbon, viendrait, en tombant d'une certaine hauteur, se rendre dans un bassin plus petit et disposé convenablement pour le service de la maison. On devrait aussi placer au fond du réservoir en briques un lit de charbon : le charbon animal est préférable à celui de bois. ***Le charbon animal ne sera pas employé seulement à décolorer et désinfecter les liquides, etc.; mais la propriété qu'on lui a reconnue d'absorber assez promptement les sels alcalins et terreux, et presque tous les sels en général, étendra beaucoup son usage.*** On pourrait aussi amener dans le grand réservoir l'eau de pluie, qui, recueillie proprement, est meilleure que toutes les autres.

On voit moins de goîtres dans les villes que dans les campagnes.... parce que, pour le service de la ville, l'eau est amenée de plus ou moins loin, en portions divisées, et qu'elle s'aère chemin faisant, et peut perdre son azote, plus léger que l'air, etc..,. tandis que l'habitant des campagnes use de l'eau puisée à la source....

---

Rio, 16 mars 1843.

Quand j'ai écrit cette observation (en mars 1842), je n'avais pas une idée précise de ce qui avait été fait ou dit sur ce sujet; mais depuis que j'ai lu (il y a six mois environ) un article de M. Marchessaux : ***Quelques recherches sur les causes et la fréquence du goître, etc.***, dans les ***Archives générales de Médecine*** (***décembre*** 1839), il me semble que mon observation a acquis quelque importance. En effet, M. Marchessaux, en résumant dans la dernière phrase de son article l'opinion de M. Boussingault, la sienne probablement, et celle de son auteur M. John M'Clelland, attribue le développement du goître aux carbonates calcaires contenus dans l'eau.

Cependant les contrées où j'ai puisé les éléments de mon observation sont loin d'avoir leur constitution géologique formée de calcaires : des granites, des gneisses, des schistes et des quarz la composent essentiellement; on ne trouve que rarement (de 30 en 30 lieues et plus) quelques filons de carbonate de chaux, et presque toujours à l'état de marbre; aussi ne rencontre-t-on pas de chaux dans l'eau de leurs sources, ou seulement de très-petites quantités, et dans quelques-unes seulement; malgré cela, le goître y est endémique, et affecte plus des trois quarts et demi de la population.

Alors il me semble que jusqu'à ce qu'on ait des faits plus concluants on pourra penser que cette affection est due à l'usage d'une eau désoxygénée ou qui contiendrait de l'azote.

1re *Proposition*. — L'eau de quelques sources soumises dans leur cours souterrain à l'influence des profondeurs et à certaines conditions géologiques, pourrait-elle sourdre à la surface du sol privée d'air atmosphérique, et dans cet état être cause de la maladie?

2me. — Si dans certaines circonstances (que je ne me sens pas la force de discuter) des carbonates (et même d'autres sels ou composés) pouvaient se former aux dépens de l'oxygène de l'air contenu dans l'eau, alors les carbonates calcaires n'auraient pas plus d'influence sur la production de la maladie que quelques autres carbonates alcalins ou terreux, comme on le voit, d'ailleurs, par mon observation; et ne serait-ce donc pas encore dans ce cas-ci à la désoxygénation de l'eau qu'il faudrait en rapporter la cause?

3me.—Mais cet air, en perdant son oxygène, laissera son azote libre, et celui-ci, restant dans l'eau, ne pourrait-on pas le considérer comme cause de la maladie?

4me.—Et enfin, chaque fois que de l'azote (par une cause quelconque) serait amené et retenu dans l'eau, ce gaz ne pourrait-il pas être regardé comme agent essentiel dans le développement du goître? etc.

Il y a des expériences concluantes à faire sur tout cela, et il serait à désirer que l'académie indiquât un moyen facile de reconnaître *à priori*, la présence d'une petite quantité de nitrogène dans l'eau. J'ai reconnu ce gaz dans l'eau des sources que j'ai examinées, parce qu'il s'en dégageait en grande quantité et que j'ai pu agir sur de grands volumes; mais ce sera bien différent, je crois, quand il faudra opérer sur des eaux qui n'en contiendront qu'un ou deux pour cent de leur volume, et moins encore, etc.

Il me paraît fâcheux que M'Clelland, dans son travail sur ce sujet, n'ait pas généralement rapporté l'état gazeux des eaux qu'il regarde comme donnant lieu au développement du goître.... Les terrains qu'il a parcourus me paraissent se rapprocher, par leur configuration, de ceux où j'ai puisé mon observation, et je crois voir dans ses descriptions que les eaux y sont jaillissantes, ce qui peut faire supposer qu'elles viennent de loin.... Alors, je le demande encore, les profondeurs et certaines conditions géologiques ne suffiraient-elles pas pour que l'eau se trouvât privée d'oxygène, ou qu'elle se chargeât de nitrogène? etc., etc.

Quoi qu'il en soit, ce n'est pas à la présence de tel ou tel sel dans l'eau, surtout des carbonates calcaires, qu'il faut attribuer la cause du développement du goître.

---

## Morphétique.

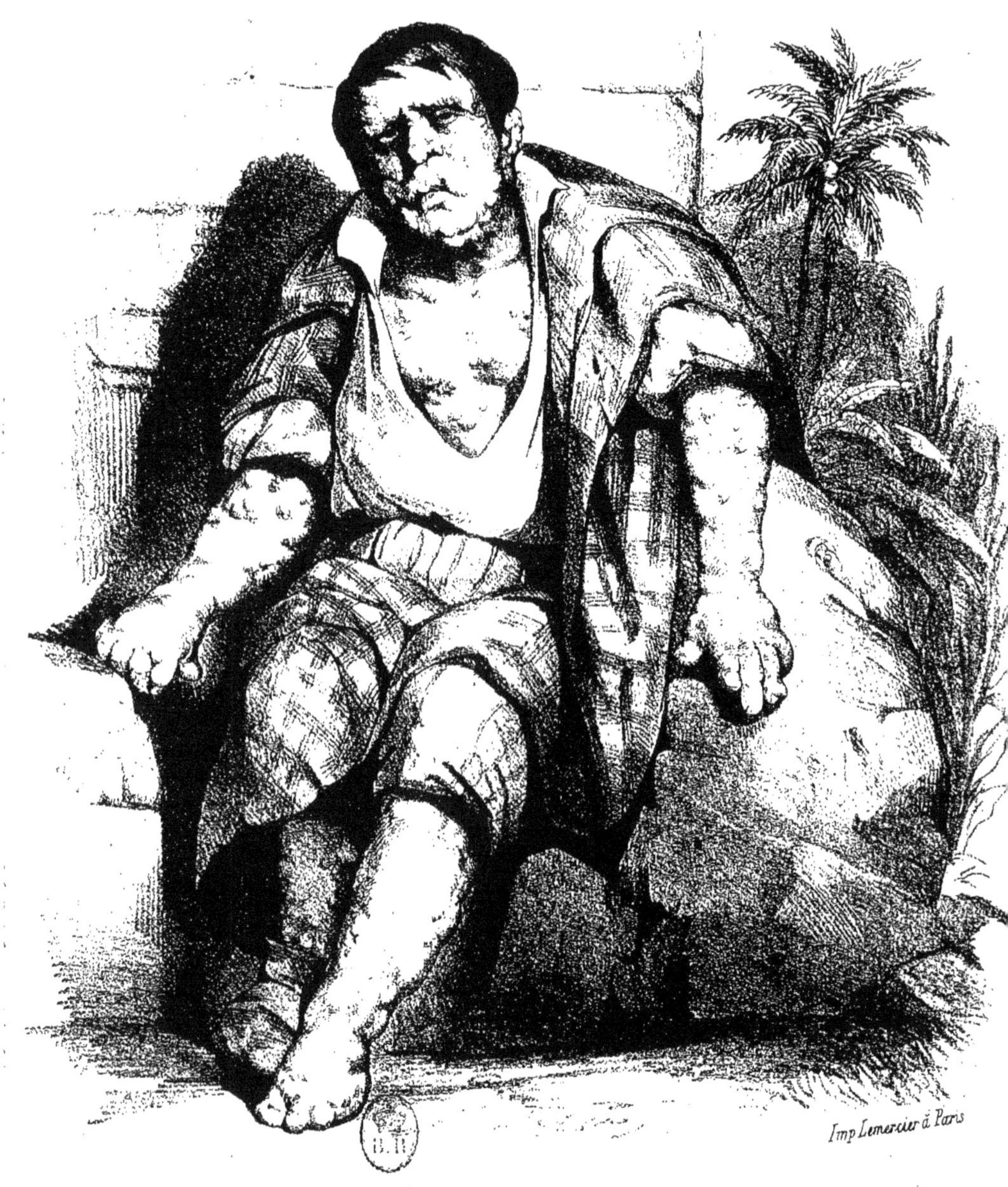


*O vos omnes qui transitis per viam,*
*Attendite et videte si est dolor sicut dolor meus.*

Job.

# DE LA MORPHÉE.

## ÉTUDE PREMIÈRE.

Dans cette première étude je ne parlerai de la morphée que d'après mes observations, me proposant plus tard d'en faire l'historique, et de chercher les rapports qui pourraient exister entre cette maladie et des affections qui auraient été prises pour elle, et qui se trouvent confondues sous des noms divers.

De même j'adopte sans discussion le nom de morphée, me contentant seulement de lui donner une acception différente de celle indiquée dans le dictionnaire de Nysten. Je le fais dériver de Morpheus, le Sommeil; il est caractéristique, faisant allusion à l'un des principaux symptômes de cette maladie, qui consiste dans l'insensibilité des parties affectées.

Quelque incomplet que soit le travail qu'il m'est possible de présenter aujourd'hui sur cette affection, j'ai pensé qu'il faudrait attendre, avant de vouloir mieux faire, que la maladie fût connue par un plus grand nombre d'observations et de faits d'anatomie pathalogique. Ainsi, par cette réserve forcée, en évitant de commettre des erreurs inséparables de tout travail prématuré, j'aurai trouvé le moyen peut-être, de ne pas perdre mon temps, et de ne pas le faire perdre aux autres.

J'ai divisé ce travail en cinq chapitres :

Dans le premier, je rapporte quelques observations et huit autopsies cadavériques.

Dans le second, j'analyse les symptômes en décrivant la maladie.

Dans le troisième, je fais une appréciation succincte de quelques phénomènes pathologiques trouvés après la mort.

Dans le quatrième, je donne mon opinion sur les causes et la nature de la maladie.

Et dans le cinquième, j'indique le traitement que je prescris.

## CHAPITRE I.

### OBSERVATIONS ET AUTOPSIES CADAVÉRIQUES.

Je ne transcrirai que quelques-unes des quarante observations environ que j'ai en portefeuille : je ne les donne pas toutes pour ne pas grossir inutilement cet écrit; car, comme on le verra, ces observations ne diffèrent pas par le fond; la maladie dans toutes y suit à peu près le même mode de développement, et à peu près la même marche. Je donne avec intention quatre observations de malades de Rio de Janeiro, qui ont été vus et traités par plusieurs médecins de cette capitale, et qui pourront y être examinés de nouveau, quelques-uns d'entre eux devant déjà y être de retour des sources thermales de Caldas Novas.

N. 1. . . . . . Natural de Cocaes, Minas Geraes.
N. 2. . . . . . — ville de Rio de Janeiro.
N. 3. . . . . . — *idem.*
N. 4. . . . . . — *idem.*
N. 5. . . . . . — Rio Bonito, près de Rio de Janeiro.
N. 6. . . . . . — Passatempo, Minas Geraes.
N. 7. . . . . . — cidade de S. Paulo, autopsie.
N. 8. . . . . . — cidade de Rio de Janeiro, autopsie.
N. 9. . . . . . — Uberabá, autopsie.
N. 10. . . . . . — cidade de S. Paulo, autopsie.
N. 11. . . . . . — S. Paulo, autopsie.
N. 12. . . . . . — de Jacuhy, Minas Geraes, autopsie.
N. 13. . . . . . — *idem*, autopsie.
N. 14. . . . . . — Mogi Mirim, Minas Geraes, autopsie.

Le numéro seulement est rapporté dans l'observation, et le nom du malade reste ignoré du public.

***Observation.*** — Il serait à désirer qu'une mesure générale obligeât les auteurs d'ouvrages de médecine à donner une liste exacte des noms, prénoms et demeure des malades qui font le sujet de leurs observations. Cette liste ne se trouverait que dans l'exemplaire déposé à la bibliothèque de l'École de Médecine, ou sur un registre particulier. Par là on éviterait aux malades le désagrément de voir leur nom dans une observation qui court le monde; on ôterait aux auteurs le prétexte de ne donner que l'initiale du nom, ce qui peut faciliter l'inexactitude, et malheureusement quelquefois le mensonge; enfin, le médecin, intéressé à vérifier une observation, soit pour connaître son exactitude, soit pour s'informer des faits nouveaux, etc., pourrait le faire à volonté et sans blesser l'amour-propre de l'auteur, auquel il serait obligé de s'adresser pour cette recherche. Par la suite ce registre pourrait devenir utile et commode à consulter pour l'étude des maladies héréditaires, etc.

J'ai en conséquence déposé les noms des sujets des quatorze observations mentionnées, à la bibliothèque de l'Académie de médecine de Rio.

---

N° 1. Le malade n° 1, d'une stature élevée et paraissant bien constitué, est âgé de 46 ans, célibataire et rentier. Quoique né déjà riche, sa vie a été active; il y a quelques années il s'occupait encore du service de ses *mines d'or*. Né de parents sains, il note seulement dans la famille de sa mère un oncle qui fut attaqué, dans un âge déjà avancé, de dartres aux jambes.

A l'âge de 13 ans, il eut lui-même une dartre à la jambe droite, qui disparut en huit jours par l'emploi d'une pommade arsenicale; la place qu'occupait cette dartre est restée insensible.

A 15 ans, il contracta une blennorrhagie, qui céda à des boissons rafraîchissantes et à des injections astringentes.

A 18 ans, il fut affecté de *bobas* qui se montrèrent au nez et au pourtour de l'anus: il fit usage des pilules de Plummer et de décoctions des quatre bois sudorifiques, et ce mal disparut.

A 19 ans, il contracta une nouvelle affection vénérienne (blennorrhagie et chancres) : cette seconde blennorrhagie fut supprimée, comme la première, par des injections astringentes; et les chancres cédèrent aux cautérisations par le nitrate d'argent fondu.

A 22 ans, les gencives se gonflèrent, devinrent douloureuses et saignantes au moindre contact; il apparut sur les cuisses, les jambes et sur le tronc, des taches couleur lie de vin, sans élévation, irrégulièrement circulaires et larges de six lignes à deux pouces : la place occupée par ces taches est insensible, et la transpiration ne s'y fait pas. Vers ce même temps le malade commença à remarquer de l'engourdissement aux pieds, et de l'insensibilité avec absence de transpiration sur le dos des pieds, vers les derniers doigts, ainsi que sur les parties externes des jambes et des cuisses. Il fut mis à l'usage des bains, des sucs d'herbes et du petit-lait; un mois ou deux plus tard il prit la liqueur de Vansvieten, qu'il quitta et reprit encore; enfin, après une année d'un traitement de ce genre, devenant faible, et étant souvent pris d'accès de mélancolie, il abandonna toute médication active, et en revint uniquement aux bains et au petit-lait. L'état des gencives s'améliora, les forces revinrent; mais les symptômes de la morphée ne diminuèrent pas; au contraire, l'insensibilité des pieds, des jambes, etc., augmenta d'intensité et s'étendit aux doigts des mains, aux bras et au pourtour du nombril, en descendant vers le pubis : les taches augmentèrent aussi de nombre et d'étendue; les sourcils se dégarnirent, les cils tombèrent, les jambes, la poitrine et le pubis perdirent également leurs poils; la face se tuméfia et devint rouge, et déjà à cette époque le malade avait perdu une grande partie de ses appétits vénériens.

Enfin, à 28 ans, il s'ajouta à tous ces phénomènes l'apparition de tubercules aux lobules des oreilles et sur les sourcils. Les tubercules des oreilles suppurèrent et furent cautérisés avec le beurre d'antimoine, et la maladie générale fut traitée par de la peau de *jacaré* (caiman) réduite en poudre et mise en macération dans l'eau-de-vie de canne. Dix jours après l'usage de ce médicament, disparurent les tubercules des sourcils, et ceux des oreilles, en suppuration, guérirent sans marques de cicatrices. Ce remède fut discontinué à cause d'une éruption sèche survenue aux jambes, et d'une espèce de durillon appelé *cravos de bobas*, survenu sous les deux derniers doigts du pied gauche, vers la pulpe de la dernière phalange.

Le malade fut remis à l'usage des anti-scorbutiques et prit les pilules asiatiques; mais pendant ce traitement, qui dura deux mois, son état empira; il perdit l'usage des doigts des deux mains, les jambes s'affaiblirent considérablement, l'insensibilité des parties affectées augmenta, et une gastro-entérite avec une diarrhée intense, qui dura onze mois, le mit dans un état de faiblesse extrême; cependant, avec des soins et un régime adoucissant, il guérit de sa gastro-entérite. Quelques années après, ayant reçu le conseil de prendre de nouveau les pilules asiatiques, il le fit; mais des coliques survinrent qui les lui firent bientôt abandonner une seconde fois.

A 44 ans (1839) il y avait 5 à 6 ans qu'il ne prenait plus de médicaments, lorsqu'on lui conseilla la teinture d'iode, qu'il prit ; mais il l'abandonna bientôt, lui ayant attribué des douleurs dans les membres qui survinrent pendant son usage, et qui disparurent en effet lorsqu'il eut discontinué l'emploi de cette substance.

Enfin, deux ans après (1841), il se rendit aux eaux thermales de Caldas Novas, *comarca* de Santa Cruz de Goyaz, où il est depuis 18 mois, et se trouve dans l'état suivant :

Embonpoint raisonnable, face colorée, quelques tubercules aplatis et un peu de gonflement sur la peau des sourcils et du front, yeux larmoyants et conjonctives injectées. Les sourcils, les cils, et généralement tous les poils du corps, manquent ; cependant les cheveux en partie, et quelques poils du pubis restent (le malade était antérieurement très-velu). Les tendons des fléchisseurs des deux dernières phalanges de tous les doigts des mains sont fortement contractés, ainsi que ceux de la dernière des orteils; faiblesse des jambes et défaut de mouvements volontaires aux articulations du pied avec la jambe, ce qui le fait marcher en traînant les pieds la pointe en bas. Taches noirâtres sur les deux jambes, les cuisses et sur diverses parties du tronc, principalement sur les régions des omoplates et des clavicules. Défaut de sensibilité et de transpiration sur la peau des membres supérieurs et inférieurs, et sur le bas-ventre, plus marqué aux endroits des taches et sur les parties des membres affectés. L'intérieur de la bouche est blanc et tuméfié, et l'on remarque au devant du voile du palais, sur la suture des deux moitiés de l'os maxillaire, un ulcère de trois à quatre lignes d'étendue communiquant avec les fosses nasales. Les désirs vénériens sont nuls ; il est peureux, et de temps en temps pris de crampes aux mollets et aux cuisses. Cependant le malade conserve ses facultés intellectuelles : il ne souffre pas, il a de l'appétit et dort bien.

---

N. 2. Le malade n. 2, âgé de 21 ans, est né à Pernambuco, de parents portugais ; son père est sain et sa mère n'est maladive que par suite de couches : elle accoucha par le forceps de celui-ci, son dernier enfant ; les trois autres sont bien portants. Sa nourrice, négresse, étant devenue enceinte, on le sevra à 10 mois, et jusqu'à 3 à 4 ans il fut nourri au lait de chèvre et à l'eau rougie sucrée.

A cette époque, 4 ans, une éruption sarneuse lui couvrit tout le corps, les gencives se tuméfièrent et devinrent rouges et saignantes. Il fut traité par les bains et les anti-scorbutiques, et guérit en peu de mois.

A 6 ans le malade fut attaqué par une autre éruption, mais de furoncles, principalement vers le col : tous furent ouverts à la lancette.

A 9 ans, aussitôt après être rétabli d'une rougeole dont il faillit mourir, apparut une tache rougeâtre au mollet de la jambe gauche qui fut appelée dartre : elle n'a jamais disparu.

A 10 ans, le corps se couvrit de petites élevures rougeâtres, ressemblant à des morsures de punaises, mais sans marque ni dépression vers le centre : la maladie fut qualifiée d'échauboulures (*sangue novo*). On lui mit des sangsues derrière les oreilles et au col deux fois, et il prit des boissons rafraîchissantes, etc. ; mais malgré tout ce que l'on put faire, le mal alla en augmentant : ces élevures, d'abord espacées, en s'étendant s'aplatirent, et plusieurs se joignant formèrent des taches plus ou moins larges (de six lignes à deux pouces), irrégulièrement circulaires, et, comme la première, couleur lie de vin. La face se tuméfia de plus en plus, les oreilles devinrent épaisses, surtout à leurs lobules, où l'on remarqua des tubercules commençants.

A 13 ans, l'insensibilité des doigts devint notable, les ongles des mains et des pieds se gonflèrent et prirent une couleur blanche, et au bout des doigts sous l'ongle on vit suinter une humeur d'abord incolore et limpide qui bientôt devint épaisse et rougeâtre, laissant exhaler une odeur putride. A la suite de cette espèce de transsudation de pus fétide, succédèrent des ulcères qui amenèrent la chute des ongles, et peu à peu celle de la dernière phalange. Ces ulcères existent encore, et lorsqu'ils cessent de suppurer, ils se recouvrent d'une croûte blanche, épaisse de deux à trois lignes, ressemblant à de la substance caduque de l'épiderme amoncelée, mais qui provient sans doute de la concrétion des matières sécrétées à la surface de ces ulcères : après quelque temps, cette masse tombe, et laisse voir à sa place un épiderme rouge et très-fin, mais sans sensibilité, et qui se couvre de nouveau d'une même croûte de cette substance cornée, pour tomber et se renouveler encore, etc., ainsi de deux en deux mois.

Après divers traitements infructueux, consistant en bains, saignées, purgatifs et décoctions d'un grand nombre de plantes diverses, le malade à 20 ans se rendit aux eaux thermales de Caldas Novas, où, après 18 mois de séjour, il se trouve dans l'état suivant :

Le corps, passablement nourri, est couvert d'une espèce de dartre squameuse, dont par intervalle il s'élève quelques boutons pustuleux qui occasionnent beaucoup de démangeaison. Les sourcils et les cils manquent ainsi que tous les poils du corps. La face est tuméfiée, et présente sur le front, les sourcils, le nez et la lèvre supérieure, des engorgements tuberculeux aplatis. Les oreilles sont grosses et tuberculeuses, surtout à leurs lobules; la lèvre supérieure est ulcérée, la membrane muqueuse de la bouche est épaissie, blanchâtre et parsemée de tubercules de 3 à 4 millimètres d'étendue; il s'en trouve un sur le milieu de la langue, en forme de champignon, d'environ 18 millimètres de diamètre à sa base et de 8 à 9 de hauteur. Le palais, sur la ligne médiane, près de l'arcade alvéolaire, est ulcéré, et communique par-là avec les fosses nasales. Les gencives sont détruites en grande partie, et ne peuvent être touchées sans donner un sang noir et visqueux. La dernière phalange manque aux doigts des pieds et des mains. La sensibilité et la sueur n'existent que partiellement vers le col, sous les bras et sur la partie interne et supérieure des cuisses, où d'ailleurs la peau se trouve saine. L'appétit vénérien est nul. Les fonctions intellectuelles s'exécutent convenablement. Le malade ne souffre pas; il dort et mange passablement; cependant la digestion se fait avec quelque difficulté; les urines sont albumineuses.

Le tempérament du malade m'a paru avoir été le lymphatico-sanguin.

---

N° 3. Le malade n° 3, d'une stature élevée, d'un tempérament sanguin un peu bilieux, bien conformé, âgé de 25 ans et demi, profession de compositeur, est né à Rio de Janeiro, de parents sains; cependant son grand-père est mort à 80 ans perclus de ses membres. Il fut vacciné à six mois.

A 8 ans apparut une dartre à la partie postérieure de la région iléo-fémorale gauche, qui disparut par l'emploi d'une certaine pommade. A cette désapparition succéda une diarrhée de sang qui cessa à la réapparition de la dartre; cependant celle-ci étant traitée de nouveau, elle ne revint pas, non plus que la diarrhée de sang.

A 12 ans le malade commença à souffrir d'érésipèles aux jambes et aux cuisses. A chaque attaque on remarquait un cordon rouge et douloureux qui s'étendait du bas de la jambe ou du jarret aux glandes engorgées de l'aine; l'attaque durait 24 heures seulement et se répéta de deux en deux mois jusqu'à l'âge de 20 ans.

A 16 ans il fut affecté d'une éruption sarneuse qui disparut par des bains tièdes continués pendant un mois.

A 20 ans le petit doigt des deux mains devint douloureux et insensible; quatre mois après il en arriva autant aux doigts annulaires, et le corps se couvrit de taches de diverses couleurs, blanches, rouges et de couleur de lie de vin : elles avaient plusieurs pouces d'étendue sur les régions dorsales et claviculaires; sur les membres elles étaient plus petites : on n'y observait ni sensibilité ni transpiration. Dès cette époque on ne revit plus d'érésipèles.

A 21 ans la figure se colora fortement et se tuméfia. Les oreilles devinrent volumineuses, et sur leurs lobules apparurent de petits tubercules; bientôt il s'en montra d'autres sur la face, le nez et les lèvres; les sourcils se dégarnirent et le corps perdit ses poils.

Le malade, retiré à la campagne (au *Tijuco*) pendant sept mois consécutifs, prit soir et matin un bain de rivière en faisant usage journellement d'une décoction de cerfeuil, patience et chicorée sauvage. Ensuite il prit la dissolution de sublimé corrosif avec le petit-lait, puis les pilules de Belloste avec des décoctions de beaucoup de plantes indigènes et exotiques. A ces traitements on en joignit un par les saignées : il fut saigné vingt-quatre fois dans l'espace de deux à trois mois, et chaque fois on lui tira douze onces de sang. Enfin, rien n'empêchant son mal de s'aggraver, à 24 ans (1841) il se rendit aux eaux thermales de Caldas Novas, où il est depuis 15 à 18 mois, et se trouve dans l'état suivant :

Le malade présente un corps médiocrement nourri; la face est colorée, gonflée, et des tubercules nombreux apparaissent sur les joues, le nez, les lèvres et les oreilles. La peau des jambes, surtout vers le bas, est noire et rayée de taches blanches; les pieds et le pourtour des malléoles sont œdémateux. Les ongles des mains et des pieds sont recoquillés et croissent en épaisseur; aux mains, ceux des derniers doigts représentent une espèce de sabot. Les yeux sont ternes et paraissent couverts d'une pellicule blanchâtre et demi-transparente, ressemblant un peu à la membrane clignotante des oiseaux de nuit. La membrane muqueuse de la bouche, jusque dans l'arrière-gorge, est épaissie, blanche, et parsemée de nombreux tubercules d'un petit diamètre, et aplatis; celle des fosses nasales participe de la même altération, ce qui probablement est cause de la diminution du goût et de l'olfaction dont se plaint le malade. La sensibilité a disparu aux doigts, aux mains, aux pieds et sur diverses parties du corps; de même la transpiration ne s'y exécute plus. Le malade a perdu peu à peu ses désirs vénériens; il dort peu, trois à quatre heures par nuit, et cela avec des intervalles de vigiles; il est peureux, la moindre surprise l'agite; il a aussi ses jours de tristesse et d'irritation. Cependant, il conserve ses facultés intellectuelles, ne souffre pas, il se promène, et les fonctions de nutrition s'exécutent convenablement.

---

N° 4. Le malade n° 4, âgé de 21 ans et demi, est né à Rio, de parents sains, et a été allaité par une négresse saine.

A 5 ou 6 ans, il eut une fièvre maligne, et depuis, jusqu'à 12 ans, il a joui d'une bonne santé.

A 12 ans, il fut atteint de la rougeole, qui fut suivie d'une inflammation du foie, et celle-ci d'une hydropisie de poitrine, dont il guérit par le vin et l'eau ferrugineux.

A 16 ans, il contracta une gonorrhée et deux bubons vénériens: cette maladie passa sans traitement.

A 17 ans, apparurent des taches couleur de lie-de-vin aux plis des jarrets, et de l'insensibilité au pied droit; les mains, ainsi que la figure, se tuméfièrent et devinrent rouges; de même une tache rougeâtre se montra vers l'aile droite du nez.

A 19 ans, des élévations tuberculeuses se montrèrent sur les lèvres et le front; six mois plus tard les oreilles grossirent et des tubercules apparurent sur leurs lobules.

A 20 ans, il se rendit aux eaux thermales de Caldas Novas, où il est depuis 15 mois dans l'état suivant :

Les tubercules ont augmenté de nombre et d'étendue; ils se sont répandus sur le tronc et les membres. L'insensibilité a fait les mêmes progrès; elle se reconnaît sur le dos des mains, sur les deux pieds, les cuisses et vers les épaules. La transpiration ne se fait également plus sur toutes ces parties. De temps en temps le malade éprouve des douleurs ostéocopes aux bras et aux jambes. Les yeux sont douloureux et ne peuvent supporter une longue application. Les désirs vénériens sont très-faibles. Le malade a de l'appétit et passablement de force; cependant, en marchant un peu vite ou en montant, il éprouve de l'embarras dans la respiration. Au reste, les fonctions de nutrition se font assez bien; il dort, et ne souffre pas ordinairement.

---

N° 5. Le malade n° 5, mulâtre, âgé de 34 ans, bien conformé, est né au Rio Bonito, près de Rio de Janeiro, de parents sains.

Après lui, sa mère eut encore deux enfants, garçon et fille, qui à 16 ans furent atteints de cette maladie et moururent à 20. Marié à 17 ans, il a cinq enfants bien portants, dont le premier né est une fille : elle est âgée de 16 ans. Sa femme jouit d'une bonne santé.

A 3 ans, il fut attaqué d'une fièvre maligne.

A 4 ans, il eut des *bobas*, qui furent traitées par les mercuriaux sans disparaître entièrement.

A 8 ans, le malade se souvient d'avoir eu les bras et les cuisses couverts d'une sorte de dartre farineuse : il prit des bains et quatre bouteilles d'un remède.

A 17 ans et pendant les années qui suivirent immédiatement son mariage, il fit beaucoup d'excès en femmes et en vin.

A 25 ans, il remarqua aux deux derniers doigts de la main gauche les premiers signes d'insensibilité, et au bras droit une tache blanchâtre de la largeur d'une pièce de deux pataques avec de légères aspérités à la surface. A cette occasion, et pour finir de se guérir des *bobas*, dont il lui restait des marques sous les pieds (*clous bobatiques*), il prit deux bouteilles d'eau-de-vie dans laquelle on avait mis infuser de la racine de maririssô, de salsepareille et du calomelas; par ce moyen les clous bobatiques et tous les symptômes de cette affection disparurent.

A 27 ans, sa figure devint rouge, et des tubercules parurent sur le front et les pommettes. Les oreilles, les pieds, les mains se tuméfièrent, ainsi que presque toute la peau du corps. L'insensibilité et le manque de transpiration suivirent le développement des taches, et précédèrent l'apparition des tubercules.

A 31 ans, il ressentit des douleurs ostéocopes, contre lesquelles il prit des pilules mercurielles; depuis lors elles ont disparu.

A 32 ans, il alla aux eaux de Santa Rita, où son mal empira; il y resta quatre mois. De là il vint à celle de Caldas Novas, d'où, après cinq mois de séjour, sans avoir acquis de mieux, il fit un voyage à Rio pour revenir ici de nouveau (en 1841), et se trouve dans l'état suivant :

La figure, les mains, les pieds, enfin le corps entier est tuméfié et couvert ou parsemé de tubercules larges, durs, mais peu élevés ; aux lèvres, sur le nez et les oreilles, ils sont plus proéminents. La sensibilité de la peau et la transpiration ont à peu près généralement disparu. La membrane muqueuse de la bouche jusqu'au fond de la gorge est épaissie et d'un blanc mat. La voûte du palais est ulcérée vers sa patrie moyenne, derrière l'arcade alvéolaire. La cloison des fosses nasales est détruite en partie par un ulcère qui s'étend sur les parois et le plancher de ces mêmes fosses nasales. Les paupières sont épaisses et sans cils; les sourcils manquent, ainsi que tous les poils du corps. Les conjonctives sont injectées et traversées par des vaisseaux veineux très-dilatés; cependant il ne souffre pas des yeux, et sa vue est bonne. Le malade fait souvent de mauvais rêves, et de temps en temps il a des crampes aux mollets, et quelquefois il éprouve des secousses tendineuses dans tout le corps. L'intelligence est intacte, et la plupart des fonctions de la vie organique se font convenablement. Il n'a plus ou presque plus d'appétit vénérien : à 27 ans il commençait à le perdre.

---

N. 6. Le malade n° 6, mulâtre, âgé de 34 ans, bien constitué, cultivateur, est né de parents sains, et fut nourri par sa mère. Il a été marié à 15 ans, et jusque-là il a vécu sans maladie.

A 16 ans, il ressentit des démangeaisons aux aines dans le temps qu'il était affecté d'une blennorrhagie; celle-ci dura un an, quelques purgatifs mirent fin à l'écoulement.

A 17 ans, il fut à Paracatú, où il contracta des bubons et des chancres: ces symptômes vénériens subsistèrent pendant six mois, et disparurent après avoir pris pendant treize jours seulement des pilules mercurielles. Depuis ce temps l'insensibilité, d'abord faible, augmenta d'intensité et s'étendit aux pieds, aux mains, aux coudes et sur les épaules; le manque de transpiration accompagnant toujours les progrès de l'insensibilité.

A 22 ans, la figure devint rouge, tuméfiée et brûlante : il s'y faisait sentir des picotements que le malade prenait pour des insectes, et dont il cherchait à se débarrasser en y passant la main; il éprouvait aussi beaucoup de chaleur à la paume des mains et à la plante des pieds, avec des picotements par tout le corps. Bientôt apparurent des tubercules sur les pieds, les mains, les doigts, la figure, les oreilles, et enfin sur toutes les parties du corps; quelques-uns de ces tubercules avaient le volume d'un œuf de petit oiseau, de *tico*. Les sourcils se dégarnirent, les cils tombèrent, ainsi que le poil des diverses parties du corps. Il éprouvait également des douleurs, probablement vénériennes, dans tous les membres.

Pendant tout le temps de sa maladie, jusqu'à 29 ans, il fit usage d'un grand nombre de purgatifs de diverses espèces. Le jalap, l'ipú, Leroi, etc., furent tour à tour employés, ainsi que les pilules de Plummer et plusieurs autres. Ces espèces de traitements pris, quittés, repris, etc., pendant plusieurs années ont fait seulement cesser les douleurs.

A 29 ans, le malade se rendit aux eaux thermales de Caldas Novas, où, un an ou deux après son arrivée, il cautérisa une première fois ses tubercules avec un fer rouge; quatre mois après, ceux-ci ayant reparu, il y réappliqua le feu, prit des purgatifs et fit usage de plusieurs décoctions de plantes qui lui furent indiquées. L'application du feu sur les tubercules, en diminuant un peu la difformité du malade, a fait disparaître un nuage qui lui couvrait la vue et l'empêchait de voir au loin.

Il y a cinq ans que le malade réside à ces eaux, et qu'il se baigne à leurs sources, sans que son état se soit amélioré; au contraire, il dépérit journellement, et on lui voit toujours un grand nombre de tubercules sur la face, les oreilles, les mains, les bras et les pieds; il n'a pas de sensibilité sur le dos des mains, ni sur celui des pieds, et son corps est parsemé de taches plus ou moins brunes. Le manque de transpiration existe sur les parties insensibles et aux endroits des taches, des tubercules, etc. La membrane muqueuse de la bouche commence à blanchir et à s'épaissir. L'excitation vénérienne est à peu près nulle chez lui; mais il ne souffre pas, mange avec appétit, dort bien, et peut faire de l'exercice sans se fatiguer.

---

### *Observations avec autopsie cadavérique.*

N° 7. Le malade n° 7, né à Saint-Paul, de parents paulistes et sains, est âgé de 20 ans. Personne dans sa famille n'a été affecté de ce mal, et lui-même affirme n'avoir jamais eu de maladies vénériennes, ni *bobas*.

A 12 ans, de l'insensibilité se remarqua vers les deux derniers doigts des pieds d'abord, ensuite vers ceux des mains; et en même temps on vit une ou plusieurs taches rougeâtres, irrégulièrement circulaires, sur le bas de la jambe gauche, à sa partie externe; et bientôt après il s'en montra de semblables sur les bras et les omoplates. A cette occasion il ne fit aucun remède.

A 17 ans, le corps se couvrit en partie d'une espèce de dartre qui alternativement suppurait et se couvrait par places d'une croûte épaisse; celle-ci, en tombant, laissait voir quelquefois un épiderme rouge, lisse et dépourvu de sensibilité surtout vers les extrémités. Le malade fit usage alors d'un grand nombre de purgatifs divers et de lotions avec la décoction de plusieurs espèces de plantes.

A 19 ans, il lui survint des plaies à l'extrémité des doigts des mains et des pieds ; les ongles et les dernières phalanges tombèrent. Alors (1841) le malade se rendit aux eaux thermales de Caldas Novas, où il est depuis environ un an, et se trouve dans l'état suivant :

Il est maigre, et tout le corps, excepté la face et la poitrine, est couvert d'une éruption impétigineuse (cette éruption paraît tenir des caractères réunis des dartres squameuse et crustacée). L'extrémité des doigts des pieds et des mains manque ; et une plaie profonde, de mauvaise apparence, occupe une grande partie du côté externe de la jambe gauche, et s'étend sur le dos du pied, où l'on voit à nu les tendons des extenseurs des orteils. La face est pâle, les yeux ternes, et la membrane muqueuse de la bouche jusque dans l'arrière-gorge est épaissie et décolorée. Il a de la toux, la voix est rauque. Presque toute la peau du corps est insensible, et les plaies ne le font point souffrir (à aucune époque on n'a vu de tubercules). Son intelligence n'est pas altérée ; il a de l'appétit, et les fonctions digestives se font assez bien ; tous les jours il va au bain.

Le 28 mars 1842, il meurt des suites de la gangrène.

*Autopsie, 10 heures après la mort.*

Le corps décharné et un peu œdémateux est couvert en grande partie d'une plaie générale, croûteuse par intervalle ; celle de la jambe, profonde et gangrénée depuis plusieurs jours, avait cessé de suppurer la veille de sa mort.

Les ventricules du cerveau et le canal rachidien sont remplis de sérosité.

Des granulations groupées par plaques de 10 à 15 millimètres d'étendue se trouvent répandues sur différents points des parties latérales et supérieures des hémisphères cérébraux, entre l'arachnoïde et la pie-mère, confondues dans ces endroits.

Le cerveau est mou et le cervelet très-mou. Le premier pèse 2 livres 9 onces 68 grains ; le second, avec la protubérance cérébrale et le bulbe rachidien, 4 onces 2 gros 35 grains.

L'infection qu'exhale le cadavre est telle, que je n'ai pu procéder à de plus amples investigations.

*Observations avec l'autopsie cadavérique.*

N° 8. Le malade n° 8, est âgé de 36 ans, né de parents sains, et paraît bien constitué. Il eut une blennorrhagie à 20 ans, et jusqu'à 30 il n'avait éprouvé de maladies sérieuses, que quelques catarrhes aigus.

A 30 ans, la morphée se déclara par des taches brunes aux jambes, avec insensibilité des pieds et des derniers doigts de la main gauche, et absence de transpiration sur les parties affectées. Mais bientôt des tubercules se montrèrent sur la face, les oreilles et diverses parties du corps.

A 34 ans, il vint aux eaux thermales de Caldas Novas, où son état ne fit que s'aggraver. Enfin une hydropisie de poitrine liée à une affection chronique du poumon, et une hépatite aiguë, mirent fin à ses jours le 15 février 1842.

*Autopsie 12 heures après la mort.*

Tout le corps est œdémateux, mais d'une manière plus prononcée à la face, au tronc et sur les membres supérieurs. La peau présente, surtout à la face, aux bras, sur le dos et les cuisses, de nombreuses taches, plus ou moins larges, noirâtres, et affectant une forme irrégulièrement circulaire. Les oreilles, le front, le nez et les lèvres sont volumineux, et l'on y observe des tubercules aplatis et mous. Les sourcils, les cils, manquent ainsi que les poils des bras, des jambes et de la poitrine. Il n'y a pas de plaies.

Le foie hypertrophié présente dans toute son étendue, mais surtout à son petit lobe, les traces d'une inflammation aiguë : la vésicule est pleine d'un fiel très-coloré, presque noir.

L'estomac et les intestins montrent avoir souffert la même inflammation.

La plèvre droite est absolument remplie d'un liquide jaunâtre; la gauche en contient peu, mais ses faces pulmonaires et costales ont contracté de larges adhérences vers la base du poumon et dans leur étendue qui correspond aux côtes.

Le poumon droit, nageant pour ainsi dire dans la grande quantité de liquide que contient la plèvre droite, est diminué de près des deux tiers de son volume normal, et couvert, surtout à sa partie antérieure et médiastine, d'une fausse membrane dense et épaisse; son tissu est rougeâtre et serré comme s'il eût été soumis à une assez forte pression. Le calibre de la bronche droite m'a paru plus petit que celui de la gauche.

Le poumon gauche, au contraire, est très-volumineux et sain, malgré les nombreuses adhérences de sa plèvre avec la costale. (Ces adhérences pourraient peut-être s'être formées lentement par la pression que cet organe trop développé aurait exercée contre les côtes.)

Le péricarde contient de la sérosité, mais peu, environ 2 onces.

Le cerveau est un peu mou (comme le cervelet à l'état normal). A leur partie antérieure supérieure et moyenne, les membranes de cet organe se trouvent adhérentes, ou plutôt confondues dans un pouce d'étendue de chaque côté de la scissure interlobaire, et présentent dans cet endroit des traces de suppuration. Les sinus de la dure-mère sont remplis d'un sang très-noir; et chaque ventricule contient environ une once et demie à deux onces de sérosité incolore.

Le cervelet est très-mou, et son ventricule contient plus de sérosité que ceux du cerveau.

Le canal vertébral contient également un peu de sérosité, et la moelle épinière paraît y être plus libre qu'à l'état normal.

Le cerveau pèse 3 livres, 5 gros et demi; et le cervelet, y compris la protubérance cérébrale et la moelle allongée, 5 onces, 2 gros, 68 grains.

Cet homme était bon, intelligent et laborieux.

---

*Observation avec l'autopsie cadavérique.*

N. 9. Le malade n. 9, Adam, nègre créole, esclave du capitaine Estevão, d'Uberaba, est âgé de 36 ans, et paraît bien conformé. Il est marié, sa femme est bien portante, mais elle n'a pas eu d'enfants.

La maladie s'est déclarée à 24 ans par des taches moins noires que la peau sur les jambes et les bras, et par de l'insensibilité vers les derniers doigts des mains et des pieds.

Il séjourne depuis 4 ans aux eaux thermales de Caldas Novas, prenant régulièrement un bain par jour et restant quelquefois plusieurs heures dans l'eau. En y arrivant, le malade avait des tubercules élevés sur la figure et les avant-bras ; les bouts des doigts, sans ongles, étaient en suppuration, et l'on voyait encore d'autres plaies sur diverses parties du corps, telles que les bras et les jambes. Le corps était couvert de taches blanches et de quelques-unes plus colorées que la peau, qui avait perdu beaucoup de sa couleur noire primitive. Il n'avait pas de sensibilité aux pieds, ni aux jambes, ni aux parties externes des cuisses; la peau des mains, des bras et des épaules, était aussi insensible. La transpiration avait également disparu de toutes ces parties, et ne s'effectuait plus que sur le col, la poitrine et aux aines.

La première et une partie de la seconde année de son arrivée aux eaux, les plaies se cicatrisèrent et les tubercules s'affaissèrent : pendant deux ans il a pu même s'occuper un peu et concevoir l'espérance de se voir délivré de son mal. Mais jamais ni la sueur ni la sensibilité des parties affectées ne sont revenues; il n'a pas cessé non plus de conserver des tubercules à la face, sur les sourcils et le front : seulement ils étaient moins élevés et moins nombreux. Après cette amélioration concernant les plaies et les tubercules, il lui survint des taches blanches, longues et étroites, qui formèrent des zébrures sur toute la figure, et celles qui existaient sur d'autres parties du corps prirent de l'intensité.

Dans la dernière année de sa vie, quelques-unes des anciennes plaies se rouvrirent, et il s'en forma de nouvelles, une entre autres au dos de la main gauche, entre le pouce et l'index, qui s'étendit vers le poignet, après avoir mis à nu les tendons des extenseurs de ces deux doigts. Vers la fin de ses jours cette plaie se gangréna, et la veille de sa mort (26 février 1842) elle avait cessé de suppurer.

*Autopsie*, 12 *heures après la mort.*

Maigreur générale, face zébrée, ainsi que les jambes, par des taches blanches. Quelques-unes de ces taches indiquent la place de tubercules qui ont suppuré. Plaie gangrenée sur le dos de la main gauche, s'étendant jusque sur le milieu de l'avant-bras. Les dernières phalanges des doigts des mains et des pieds manquent. Il existe un tubercule enkisté dans l'épaisseur du derme qui recouvre la glande mammaire gauche, du volume d'une petite noix, rempli d'un pus homogène, blanchâtre et visqueux. Les lèvres sont d'un blanc mat, ainsi que l'intérieur de la bouche, dont la membrane muqueuse est parsemée d'élévations tuberculeuses plus ou moins étendues ; celles-ci se remarquent également dans l'arrière-gorge et jusque sur les premières et secondes divisions des bronches, où elles disparaissent après avoir diminué de nombre et de volume.

Les plèvres costales et pulmonaires des deux côtés de la poitrine ont contracté entre elles de larges et nombreuses adhérences, surtout à leurs parties suppérieures et postérieures, où l'on aperçoit des signes de supuration; elles contiennent un peu de sérosité.

Et sur le lobe inférieur du poumon droit, à sa partie moyenne et antérieure, on remarque un ulcère de six lignes d'étendue, couvert d'un pus blanc et visqueux. Le tissu pulmonaire est rougeâtre, il a moins d'élasticité normale, et me paraît enfin présenter un commencement d'hépatisation.

Au sommet du cerveau, sur les deux côtés de la scissure interlobaire, dans un pouce d'étendue en largeur et deux pouces en longueur, les membranes du cerveau sont adhérentes ou plutôt confondues, et représentent dans cet endroit une espèce d'ulcération granuleuse suintant une matière plastique incolore. Cet état apparemment maladif me paraît être dû à des groupes de ces corps granulaires appelés *glandes de Pacchioni*, car on rencontre encore beaucoup de ceux-ci dans le sinus longitudinal supérieur et sur les plexus choroïdes des ventricules latéraux.

La substance grise du cerveau est blanchâtre, ou moins grise qu'à l'état normal.

Les ventricules du cerveau et du cervelet, ainsi que le canal rachidien, sont remplis de sérosité; et l'on rencontre sur la toile choroïdienne du ventricule moyen plusieurs petits corps ronds, enkistés, qui, pressés fortement entre les doigts, laissent échapper une matière huileuse, ou gélatineuse plutôt.

Le cerveau pèse 2 livres, 1 once, 2 gros, 9 grains, et le cervelet, avec la protubérance cérébrale et le bulbe rachidien, 4 onces.

---

*Autopsie, 12 heures après la mort, 24 janvier 1842.*

N. 10. Le n. 10, mulâtre, âgé de 28 ans, avait éprouvé les premiers symptômes de la morphée à 19 ans.

Le cadavre est maigre; la face et quelques parties du tronc offrent la place d'anciens tubercules, dont quelques-uns avaient suppuré; et sur l'avant-bras gauche, à sa partie externe, existe une plaie de quatre à cinq pouces d'étendue, profonde, à lèvres dures et coupées perpendiculairement à la surface. On en voit une autre gangrénée sur le bas de la jambe droite, s'étendant sur le cou-de-pied, et laissant voir à nu les tendons de l'extenseur commun des orteils et quelques os du tarse. Ces plaies, existant depuis la désapparition des tubercules, avaient cessé de suppurer deux jours avant la mort du sujet.

A la sommité des hémisphères cérébraux, plus sur le droit que sur le gauche, les membranes du cerveau sont confondues et forment une espèce d'ulcère d'environ un pouce d'étendue, couvert de granulations et d'un pus visqueux.

Le cerveau est un peu mou; la substance grise est décolorée en partie; et les ventricules latéraux, remplis de sérosité, contiennent quelques petites vésicules hydatiformes remplies d'un liquide blanc et gélatineux (Leur enveloppe me paraît trop résistante pour être de véritables hydatides).

Le cervelet et la moelle épinière sont mous, et me paraissent beaucoup diminués de leur volume normal.

Le ventricule du cervelet et le canal médullaire contiennent aussi beaucoup de sérosité.

La membrane muqueuse de la bouche et des bronches est blanche, épaisse, et par intervalle il s'en élève des plaques d'une ligne ou deux de hauteur et de six à huit et douze de largeur; elles sont plus nombreuses et plus élevées dans la bouche et sur le larynx que sur les bronches, où elles disparaissent presque à leur entrée dans le poumon. Sur la partie moyenne et antérieure du lobe inférieur du poumon gauche se trouve un ulcère d'environ 10 lignes d'étendue, profond de deux, et couvert d'un pus blanc et visqueux. Il n'y a point d'adhérence entre la plèvre costale et pulmonaire au pourtour de cet ulcère, quoiqu'il y en ait vers le sommet de l'organe. Dans la cavité droite de la poitrine, aussi plus près du sommet du poumon que partout ailleurs, on trouve de fausses membranes et beaucoup d'adhérences.

Le cœur est petit et vide, et le péricarde est rempli d'une sérosité jaunâtre.

Le foie est volumineux, mais n'offre rien de remarquable, non plus que les reins, la vessie, le tube digestif, etc.

---

*Autopsie*, 12 *heures après la mort*, 25 *mars* 1842.

N° 11. Le n° 11, mulâtre, âgé de 35 ans; la maladie s'était déclarée à 28 ans.

Le corps est couvert d'un grand nombre de plaies exhalant une odeur tellement fétide, qu'il est impossible de la supporter longtemps. Après avoir beaucoup souffert, il est mort asphyxié, la glotte et les bronches se trouvant obstruées par les tubercules dont est couverte leur membrane muqueuse blanche et épaissie.

Les sinus de la dure-mère sont remplis d'un sang très-noir, comme carbonisé, et après l'incision des membranes du cerveau il s'est écoulé un flot d'environ un demi-litre de sérosité; les quatre ventricules et le canal vertébral sont encore pleins de ce liquide.

Les glandes de Pacchioni sont en grand nombre et très-développées dans le sinus longitudinal supérieur; il s'en trouve aussi beaucoup hors de ce sinus, sur les bords de la scissure interlobaire; là, enveloppées par l'arachnoïde, elles paraissent en suppuration, et l'on ne peut détacher la pie-mère dans cet endroit sans déchirer et enlever une portion de la substance cérébrale.

Le cerveau pèse 2 livres, 8 onces, 5 gros, 60 grains; et le cervelet, avec la protubérance et le bulbe rachidien, 6 onces, 1 gros, 44 grains.

Meurtrier et assassin de profession.

---

*Autopsie*, 11 *heures après la mort*, 14 *avril* 1842.

N° 12. Le n° 12, mulâtre, Indien âgé de 54 ans. La maladie s'était déclarée à l'âge de 26 ans, mais depuis 15 ans elle était stationnaire. Il se trouvait aux eaux de Caldas Novas depuis deux ans. Asthmatique, il est mort d'une attaque apoplectique qui a duré 36 heures.

Corps maigre, peau très-brune et marquée de larges taches noires sur les membres inférieurs et sur le dos vers les omoplates; sans doigts de pieds, et ceux des mains contractés et serrés contre la paume des mains; le col plié sur la poitrine et le dos très-courbé en avant.

Les sinus de la dure-mère sont gorgés de sang noir et épais.

Sur le milieu latéral et supérieur de l'hémisphère gauche du cerveau, on voit un ulcère large et long de quatre lignes seulement, comprenant dans son étendue les membranes et la superficie de la pulpe cérébrale ; il est couvert d'un pus visqueux et grisâtre. La substance blanche du cerveau est légèrement pointillée, et les ventricules sont distendus et pleins d'une sérosité roussâtre. Le ventricule du cervelet et le canal rachidien contiennent également une assez grande quantité de sérosité.

On rencontre des adhérences et de fausses membranes avec un peu de sérosité dans les plèvres des deux côtés ; et les poumons, mais le gauche surtout, sont hépatisés vers leur partie antérieure et inférieure.

Le foie est hypertrophié et contient plusieurs hydatides dans la partie postérieure et supérieure du grand lobe.

Le cerveau pèse 2 livres, 9 onces, 3 gros, 40 grains ; et le cervelet, avec la protubérance annulaire et le bulbe rachidien, 5 onces, 4 gros, 24 grains.

Usurier par avarice.

---

*Autopsie*, 12 *heures après la mort*, 16 *avril* 1842.

N° 13. Le n° 13, âgé de 60 ans environ, malade depuis l'âge de 28 ans, était aux eaux thermales de Caldas Novas depuis deux ans et demi. Il a succombé à une gastro-intérite accompagnée d'une diarrhée sanguinolente.

Le corps est décharné, et l'on voit des taches larges et noirâtres sur le dos, les bras et les cuisses. Sur les deux jambes et sur le cou-de-pied gauche existent des plaies larges et profondes ; les tendons des muscles y sont isolés et les os mis à nu.

La membrane muqueuse de la bouche est blanche, épaisse et parsemée d'élévations tuberculeuses aplaties ; celles-ci s'étendent sur les bronches, droite et gauche, jusqu'à leur première division, où elles disparaissent.

L'arachnoïde est confondue avec la dure-mère dans plusieurs points de son étendue, surtout vers la partie supérieure des hémisphères. Les glandes de Pacchioni sont nombreuses et très-développées, surtout le long de la scissure interlobaire. On rencontre des corps hydatiformes dans les ventricules latéraux fixés sur les plexus choroïdes. Tous les ventricules et le canal rachidien renferment une grande quantité de sérosité.

Le cerveau pèse 2 livres, 4 onces, 6 gros; et le cervelet, avec protubérance et bulbe rachidien, 4 onces, 5 gros, 12 grains.

Vaniteux et poli, mais simple ou crédule.

---

*Autopsie*, 12 *heures après la mort*, 19 *avril* 1842.

N° 14. Le n° 14, femme âgée de 34 ans. La morphée s'est déclarée chez elle depuis 8 ans; elle a été mariée et a eu trois enfants mâles; le premier, âgé de 15 ans, est malade; le second, né depuis l'invasion de la maladie, est âgé de 7 ans, et bien portant; mais le troisième, âgé de 5 ans, est déjà malade. Elle a dit n'avoir jamais eu de maladies vénériennes, que ses parents sont sains, et que son mari, vivant, est bien portant.

Elle a succombé à la suite de plusieurs coups de sang, répétés à des intervalles de quelques jours.

Le corps est un peu maigre, la peau basanée est criblée de tubercules, quelques-uns sur les bras et les jambes sont en suppuration.

La membrane muqueuse de la bouche est blanche, épaisse et parsemée d'élévations tuberculeuses aplaties. Le palais, vers sa partie moyenne, est ulcéré, et communique avec les fosses nasales, dont la cloison et le plancher sont en partie détruits par un ulcère existant.

Les bronches sont remplies de mucosités sanguinolentes, et le poumon gauche paraît hépatisé dans ses deux tiers postérieurs.

Le péricarde contient environ quatre onces de liquide, et le cœur est plein de sang.

Le foie est volumineux; et la vésicule du fiel, très-distendue par la bile, renferme plusieurs petits calculs.

En ouvrant les membranes du cerveau, il s'en échappe une grande quantité de sérosité roussâtre, et les sinus de la dure-mère sont remplis d'un sang très-noir et coagulé.

Les substances blanche et grise du cerveau présentent un pointillé très-fin dans toute leur étendue.

Les glandes de Pacchioni sont très-nombreuses sur les côtés de la scissure interlobaire, et l'on remarque au-dessus de la toile choroïdienne quelques-unes de ces granulations de la grosseur d'un petit pois.

Le cerveau pèse 2 livres, 7 onces, 8 grains; et le cervelet, avec la protubérance cérébrale et le bulbe rachidien, 5 onces, 6 gros, 12 grains.

Causeuse et amie du plaisir.

---

## CHAPITRE II.

### ANALYSE DES SYMPTOMES, OU DESCRIPTION DE LA MORPHÉE.

Des études ultérieures pouvant faire subir à ce travail des modifications essentielles, il m'a paru convenable de remettre à un autre temps des détails plus étendus sur les phénomènes qui se présentent dans cette maladie, et de rapporter les faits le plus simplement et le plus rapidement possible.

#### PREMIÈRE VARIÉTÉ. — *Morphée tuberculeuse.*

1re *période.* — En général la maladie s'annonce sans altération particulière de la santé et sans causes immédiatement appréciables.

Le premier symptôme apparent de cette affection est une ou plusieurs taches, qui ordinairement commencent à se montrer sur la jambe ou l'avant-bras, et presque toujours sur le côté externe du membre, pour l'avant-bras, la main étant en pronation. Ces taches, ordinairement sans prurit, sont plus ou moins larges, d'un pouce à 3 et 4 de diamètre, irrégulièrement circulaires et de couleur variable; tantôt elles sont blanches, tantôt noirâtres, mais le plus souvent couleur de lie de vin; elles sont un peu rudes au toucher, et paraissent recouvertes d'un enduit le plus souvent terne, cependant quelquefois luisant, et qui persiste, même en le grattant avec le tranchant du bistouri. La peau dans cet endroit a perdu sa sensibilité et sa propriété exhalante, du moins la transpiration ne s'y fait plus : ces derniers caractères les distinguent suffisamment des éphélides-scorbutiques, hépatiques, etc., sur lesquelles la peau conserve sa sensibilité.

Déjà vers cette époque l'inappétence vénérienne peut se faire remarquer ; et apparaissent des crampes musculaires sur diverses parties du corps, quelquefois des soubresauts ou tressaillements dans tout le corps, et le malade peut devenir sujet à s'effrayer à la moindre surprise. Ces phénomènes, à peine remarqués dans la première période de la maladie, deviennent souvent très-notables dans la seconde ou la troisième.

Bientôt après l'apparition des taches, ou dans le même temps, et même quelquefois avant, le malade ressent sur le dos des pieds ou des mains, principalement vers les derniers doigts, une espèce d'engourdissement (mélange d'insensibilité et de difficulté du mouvement), accompagné quelquefois de chaleur et de picotements à la peau; ensuite celle-ci devient insensible et la transpiration y disparaît.

Déjà vers cette époque les ongles changent de couleur : ils deviennent blancs, et commencent à perdre de leur souplesse naturelle.

Peu à peu les taches augmentent en nombre et en étendue, et l'insensibilité prend de l'intensité et gagne les parties voisines; si d'abord elle n'existait que sur une partie du membre, elle occupe le membre entier; de la jambe elle s'étendra à la cuisse, au voisinage des trochanters, et de l'avant-bras au bras, aux épaules, suivant toujours de préférence le côté externe des membres, comme nous l'avons déjà fait remarquer.

La peau, sur ces parties privées de sensibilité, n'offre rien de remarquable : si on la frictionne un peu rapidement, le sang y abonde, et si l'on y fait une plaie, elle se cicatrise à la manière ordinaire, comme elle le ferait si la peau était saine. Le n. 1, auquel je faisais prendre des bains de vapeur d'eau camphrée, se plaça par mégarde sur l'ouverture du tube qui amenait la vapeur chaude dans la baignoire, et se brûla profondément le pied et la cuisse au-dessus du genou. L'inflammation se manifesta sans douleurs par la rougeur et la tuméfaction seulement; des escarres, qui comprenaient toute l'épaisseur du derme, tombèrent en mettant à nu la plus grande partie de l'aponévrose plantaire, et les plaies se cicatrisèrent promptement et sans accidents, ce qui pouvait être à craindre dans ce cas-ci, vu le lieu et l'étendue du mal. Il est bien évident, pour moi, que la fièvre, les accidents tétaniques, et peut-être le mauvais caractère que prennent quelquefois certaines plaies, sont des effets consécutifs de la douleur; mais j'ai cité ce fait principalement pour montrer que la circulation veineuse et artérielle n'a rien d'altéré dans ces parties, et que l'action nerveuse du sentiment, seule détruite ici, est inutile dans la régénération des parties, et que probablement son concours n'est pas indispensable dans la nutrition en général. Chez ce malade la peau des cicatrices a pris la couleur d'un blanc de lait, et comme auparavant, elle se montre insensible à tous les excitants.

2e *période*. — L'état que présente le malade dans la première période peut durer plus ou moins longtemps, six mois, un an, et plus. Mais enfin la face se colore et se tuméfie, les conjonctives s'injectent, et des tubercules apparaissent d'abord aux lobules des oreilles, sur le nez, les sourcils, le front, au menton, ensuite sur les bras, les jambes et différentes parties du tronc; les sourcils se dégarnissent, et le corps perd ses poils.

Ces tubercules groupés ou isolés sur un point de la peau sont généralement plus nombreux et plus développés sur les parties de la tête que nous avons indiquées, que partout ailleurs, et et acquièrent quelquefois le volume d'un œuf de pigeon. Quelques-uns de ces tubercules suppurent, et d'autres s'affaissent ou se résolvent complétement; ceux qui suppurent se convertissent souvent en une plaie profonde, à bords rugueux et coupés perpendiculairement à la surface; et si quelques-unes de ces plaies se cicatrisent, elles laissent une dépression et souvent un changement de couleur à la peau. Ces tubercules peuvent être rasés et brûlés sans que le malade en ressente de la douleur; le n° 6 a fait deux fois cette opération. Ils se développent dans les couches les plus profondes du derme, et ne communiquent point avec le tissu cellulaire sous-jacent. A leur état de crudité ce sont des corps durs que l'on sent dans la peau que l'on soulève en les prenant entre les doigts. Un de ces tubercules, coupé par le milieu, laisse voir au centre d'une espèce de tissu réticulé une ou plusieurs utricules, chacune d'elles renfermant un noyau d'apparence lardacée ou de graisse durcie qui s'écrase entre les doigts et n'a pas d'odeur particulière. Ce ou ces noyaux se développent et communiquent entre eux en se transformant en un pus blanchâtre, homogène et filant, et celui-ci en s'accumulant forme un abcès qui après bien longtemps s'ouvre au dehors, rarement se résout et la plaie qui en résulte, comme nous l'avons déjà dit, ou se cicatrise quelquefois ou se change en un ulcère qui ne guérit plus.

A cette époque l'altération des ongles est plus prononcée; des plaies apparaissent à l'extrémité des doigts des pieds et des mains, qui presque toujours produisent peu à peu la chute de la dernière, de la seconde et quelquefois celle de la première phalange, comme on le remarque chez beaucoup de malades; et chez les autres, quand la chute des phalanges n'a pas lieu, on trouve presque toujours celles-ci contractées les unes sur les autres.

3e *période.* — Dans la deuxième période de la maladie, tous les symptômes signalés jusqu'ici ont pris de l'intensité ; l'insensibilité et le défaut de perspiration cutanée occupent une plus grande surface du corps; les tubercules sont plus nombreux et plus développés, les plaies s'aggravent et tendent à se gangrener; l'appétence vénérienne est presque nulle ou tout à fait éteinte, et les crampes plus fréquentes, etc. Enfin commence la troisième et la dernière période, qui est signalée par l'invasion de la maladie sur la membrane muqueuse de la bouche, des fosses nasales, des bronches, etc. En effet, celle-ci blanchit, se tuméfie, et on voit apparaître des tubercules larges et aplatis sur différents points de son étendue : le numéro 2 en a un sur le milieu de la langue en forme de champignon, de 7 à 8 lignes de diamètre à sa base et de 3 à 4 d'élévation. La voix s'altère, elle devient rauque; des ulcères se forment sur la cloison et le plancher des fosses nasales, perforent la voûte palatine, et peu à peu ayant envahi les parois du nez, ils le détruisent. Enfin le mal gagne les bronches; et le poumon déjà fatigué de suppléer depuis longtemps à la perspiration cutanée, s'irrite, s'enflamme, et ordinairement le malade succombe à une affection de cet organe. Cependant une diarrhée de sang, une plaie qui se gangrène, etc., mettent fin aussi très-souvent à l'état déplorable du malade. Celui du numéro 11 est mort asphyxié, la glotte et les bronches en partie étant obstruées par l'épaississement de la membrane muqueuse et le développement de tubercules sur ces organes.

### DEUXIÈME VARIÉTÉ. — *Morphée impétigineuse.*

Le passage de la première à la seconde période de la maladie ne se fait pas toujours par l'apparition de tubercules; mais il arrive aussi quelquefois (une sur 15 à 20) qu'à cette époque, et même au début de l'affection, il s'élève sur différentes parties du corps, d'abord sur les mains, les bras, les pieds et les jambes, ensuite sur le dos vers les épaules, sur les cuisses vers les trochanters, etc., des espèces de phlyctènes et de boutons pustuleux que le malade prend d'abord pour de la *sarne;* mais ce sont plutôt des *eczema* ou des *psydracia* d'une nature particulière, qui peu à peu augmentent de nombre, se rapprochent, et en se confondant forment des plaies plus ou moins larges, qui elles-mêmes, en se multipliant, finissent vers la dernière période de la maladie, par occuper presque toute l'étendue de la peau; les parties de celles-ci ordinairement épargnées sont la col, la poitrine et la plus grande partie du visage, qui le plus souvent n'a d'affecté que les sourcils, les oreilles ou le nez, etc. Ces plaies exhalent une humeur fétide, visqueuse et légèrement colorée en jaune; mais quelques-unes aussi sont recouvertes de croûtes écailleuses, plus ou moins épaisses, qui en tombant découvrent une plaie, ou laissent voir une surface rouge, lisse et luisante, qui bientôt se recouvre d'une nouvelle quantité de cette matière croûteuse, et sur laquelle on a pu constater plusieurs fois un défaut de sensibilité, surtout si l'expérience a été faite près des extrémités, où l'insensibilité morphétique est plus prononcée.

La différence particulière que je viens de signaler dans la forme et les symptômes de la morphée m'ayant paru suffisante pour en faire une variété, et cette différence portant sur quelques rapports extérieurs avec l'*impetigo* (mélange des dartres crustacée et squameuse), je lui donnerai le nom de *morphea impetiginosa*, et la première variété portant celui de *morphea tuberculosa*, le genre *morphea* entrerait avec le *scorbut*, la *lèpre*, la *phthisie*, l'*épilepsie*, etc., dans la division générale des *lésions organiques*, et ferait partie de l'une des familles de la grande classe des *névroses*.

Je ne m'arrêterai pas plus longtemps sur cette variété, qui dans tout le reste est semblable à la première; et même dans plusieurs cas on pourra voir réunis, chez le même sujet, quelques-uns de leurs symptômes différentiels.

J'ajouterai cependant que les malades affectés de la morphée impétigineuse m'ont paru durer moins longtemps que les autres, et que sur les six que j'ai observés, quatre sont morts d'une inflammation gastro-intestinale. Cette fréquence de l'inflammation des organes digestifs provient peut-être de l'abondance d'aliments qu'ils prennent et sans choix, obligés à cela par un grand appétit, qui ordinairement ne les quitte pas depuis le moment que cette plaie immense leur couvre le corps presqu'en entier jusqu'à celui voisin de leur mort.

Enfin tels sont les symptômes de la *morphée* et la marche que suit l'affection dans son développement, et le plus souvent dans sa terminaison.

Cependant les périodes que nous lui avons marquées peuvent être incomplètes et empiéter les unes sur les autres; quelquefois la seconde et la troisième se confondent, ou il arrive que des symptômes de la troisième apparaissent avec ceux de la seconde, etc.; mais généralement, sur environ cent malades que j'ai observés, les phénomènes de la maladie se succèdent dans l'ordre indiqué, à peu de chose près.

Cette différence dans la succession des périodes en amène une autre dans leur durée et dans la durée générale de la maladie, qui est ordinairement de 8 à 12 ans et plus. Le sujet n° 13 s'est conservé malade depuis l'âge de 28 ans jusqu'à celui de 60, époque de sa mort.

Cette maladie non contagieuse (dans un autre temps je donnerai les preuves à l'appui de cette opinion), appartient essentiellement à l'âge adulte; cependant elle se déclare souvent avant l'âge de puberté par des raisons qui pourront être discutées plus tard; mais rarement, peut-être jamais, après celui de 36 à 40 ans.

Par sa longue durée, par sa nature, par l'âge auquel elle arrive, etc., cette maladie plus que beaucoup d'autres peut se compliquer d'un grand nombre d'affections diverses. Les principales, celles qui paraissent avoir amené quelques doutes sur sa spécialité, sont : le *scorbut*, les *dartres*, les *bobas*, diverses autres formes de l'*affection vénérienne*, mais surtout *la lèpre* et l'*éléphantiasis*. Cependant, à travers tous les symptômes des maladies que nous venons de nommer, et qui, j'en conviens, se présentent assez souvent dans les observations, on peut toujours, avec un peu d'attention, suivre et distinguer ceux qui appartiennent et constituent la maladie qui nous occupe; l'insensibilité anesthésique et le défaut de perspiration cutanée sur les parties malades, sont des signes qui l'accompagnent dès son début jusqu'à la mort du sujet, et qui sont ici liés à des phénomènes qui n'apparaissent dans aucune autre affection. Quoi qu'il en soit, plus tard, lorsque je serai à même de faire à ce sujet les recherches convenables, je me propose de parler plus longuement des principales complications de cette maladie, et de chercher à déterminer, assez clairement, ses rapports et ses différences avec la lèpre et l'éléphantiasis, pour qu'on ne puisse plus la confondre avec elles. C'est la variété *morphea impetiginosa* qui reçoit ordinairement le nom de *lèpre;* et c'est celui d'éléphantiasis des Grecs qui est donné à la *morphea tuberculosa*. Néanmoins, je me permets de le dire d'avance, si l'on ne veut pas tout confondre, on trouvera assez de différence entre ces maladies, pour que dorénavant la morphée puisse être considérée comme une affection d'un genre spécial, et, comme telle, prendre rang dans un cadre nosologique.

---

## CHAPITRE III.

### ANALYSE DES AUTOPSIES, OU APPRÉCIATION DE QUELQUES PHÉNOMÈNES PATHOLOGIQUES DE LA MORPHÉE TROUVÉS APRÈS LA MORT.

Les restes du cadavre que cette horrible maladie a mutilé sont si dégoûtants, que l'observateur ne s'en approche qu'avec peine; et si l'on ajoute à l'aspect hideux qu'ils présentent, et à l'odeur fétide qui s'en exhale, l'idée de contagion, généralement répandue, on ne sera pas surpris de ne rien trouver, à ce que je crois, sur l'anatomie pathologique de cette affection. Cependant ce travail était indispensable, et je l'ai entrepris avec résignation; mais je dois le dire déjà, jusqu'à présent, après deux ans passés, ma santé n'en a pas souffert; et par des expériences directes, mais involontaires, en me blessant plusieurs fois avec des esquilles d'os et des instruments (scie et scalpel) couverts du pus et du sang de ces cadavres, j'ai acquis une certitude de plus que la morphée n'est point contagieuse. Quoi qu'il en soit, ce travail, que je ne m'attendais pas à faire, eût été moins incomplet si, au milieu des *sertões*, je n'eusse pas été privé des commodités et généralement de toutes les ressources nécessaires aux investigations qu'il exigeait. Malgré cela, il sera encore utile si, pour mettre sur la voie de nouvelles recherches, je puis seulement indiquer les points qui méritent de fixer l'attention.

1° Dès la première autopsie, frappé de trouver le cervelet, la protubérance cérébrale, la moelle allongée et la moelle épinière, diminués notablement du volume que je leur connaissais à l'état normal, et ne voulant pas annoncer simplement ce fait, j'ai pris le parti de peser ces organes, afin que l'on pût les comparer, soit proportionnellement avec leur cerveau, que j'ai pesé aussi, soit avec les mêmes organes sains pris chez des sujets divers. Je n'ai fait qu'une seule pesée du cervelet, de la protubérance cérébrale et du bulbe rachidien, celui-ci coupé bien au niveau du grand trou occipital, parce que, comme je l'ai dit, n'étant pas préparé pour faire les recherches qui auraient pu m'aider à constater leur véritable état pathologique, je ne pouvais dans le moment qu'établir le fait de diminution de volume, laissant pour un temps plus opportun à déterminer l'espèce de part que chacun de ces organes prend au phénomène. Et quoique plusieurs fois j'aie ouvert le canal vertébral en entier, je n'ai pas pesé la moelle épinière, parce que son extraction complète était trop difficile pour mes moyens d'opérer; mais si mon observation se confirme pour les organes que j'ai pesés, il sera facile de supposer que celle-ci participe de leur altération.

*Observation.* — Les progrès des études physiologiques sur le système nerveux, en permettant aujourd'hui de spécifier d'une manière exacte les parties d'où émane et qui conduisent la sensibilité, rendront peut-être ces recherches intéressantes. Dans la morphée, la sensibilité étant seule détruite, on pourra voir si les faisceaux postérieurs de la moelle et les racines des nerfs conducteurs du sentiment ont quelque chose d'altéré dans leur organisation matérielle, et si quelques parties distinctes de la protubérance cérébrale et du cervelet, etc., participent de cette altération. Mais il me semble que dans ce cas-ci on devra suivre avec soin les cordons nerveux des racines postérieures, pour s'assurer si l'on ne trouverait pas sur quelque point de leur trajet une forme particulière d'altération qui pourrait servir à nous expliquer comment, dans cette maladie, l'insensibilité se manifeste sur l'extrémité des membres, et non sur leurs parties plus élevées, lorsque déjà cependant celles-ci devraient avoir reçu des filets nerveux provenant du même tronc... En effet, si cette altération débute sur les dernières dichotomies nerveuses, alors leurs racines, ou le centre d'où elles émergent, pourrait ne pas être altéré...., ou bien, dans ce cas-ci, il faut supposer que ce n'est qu'après l'altération du centre nerveux que ses divisions les plus éloignées et les plus multipliées, comme elles le sont de fait dans la main et le pied, où elles constituent principalement le toucher, acquièrent la propriété de manifester leur altération, etc. Voilà des questions que l'anatomie pathologique est chargée d'éclairer et le raisonnement de résoudre.

Une expérience que j'aurais pu faire, et que je n'ai pas faite pour n'y avoir pas pensé, est celle de s'assurer, par l'amputation d'un membre, si toutes les parties qui le composent sont affectées de la même insensibilité que la peau qui le recouvre. Cette opération eût encore servi à des études sur la portion malade séparée du tronc, et sur la marche de la plaie qui aurait été réunie par seconde intention, études qui nous auraient fourni peut-être quelques bons materiaux pour l'explication de plusieurs phénomènes relatifs à la maladie.

2° Un autre phénomène, rencontré constamment dans ces autopsies, est la présence d'une sérosité abondante dans les ventricules du cerveau et le canal vertébral. Ce liquide m'a paru de même nature que celui que l'on trouve généralement dans les membranes séreuses d'un hydropique; cependant je n'ai fait sur lui d'autre expérience que celle d'y constater la présence de l'albumine.

*Observation.* — Cet épanchement de sérosité dans les ventricules et le canal vertébral, apparaissant ordinairement à la suite des affections, surtout chroniques, de l'encéphale et de ses dépendances, peut nous servir aujourd'hui pour admettre l'altération organique que nous avons présumée, *la diminution de volume des organes encéphaliques;* car cette grande quantité de liquide aurait amené, pendant la vie, quelques symptômes de congestion si elle n'eût servi à remplacer une perte de substance éprouvée par ces organes, etc.

3° Un troisième phénomène digne de remarque, c'est l'apparition constante d'un très-grand nombre de ces corps granulaires appelés *glandes de Pacchioni.....* Mais comme ces productions sont encore peu ou pas connues, je m'abstiendrai d'en parler aujourd'hui, quoiqu'en reconnaissant déjà leur nature morbide, on voit bien qu'elles peuvent jouer un rôle important, peut-être, parmi les phénomènes qui constituent plusieurs affections, et celle-ci en particulier.

4° Parmi les phénomènes pathologiques qui se présentent dans ces autopsies, et que je regarde comme appartenant à la morphée, il m'en reste un autre à signaler, celui de ces ulcérations rencontrées à la surface du cerveau, comprenant dans leur étendue une portion de cet organe et quelques-unes de ses membranes, etc.

*Observation.* — Il me semble qu'on ne peut pas considérer ces altérations comme le produit d'une inflammation ordinaire, puisque ces malades n'ont accusé à aucune époque de la maladie ni douleur, ni pesanteur de tête, pas même faiblement; ou alors le cerveau et ses dépendances participeraient de l'altération de la sensibilité, et il arriverait pour ces organes ce qu'il est arrivé pour le pied brûlé chez le malade n° 1 (page 41), où l'on a vu se manifester tous les phénomènes de l'inflammation et la plaie se cicatriser sans qu'à aucune époque de la maladie la douleur se soit fait sentir. Il en serait de même, à mon avis, pour ces autres lésions des organes pulmonaires et de leurs séreuses, que j'ai toujours rencontrées dans ces autopsies, et qui, sans avoir été soupçonnées pendant la vie, faute de douleur sans doute, pourraient être regardées cependant comme la cause immédiate de la mort du malade.....

---

# CHAPITRE IV.

## DE LA NATURE ET DES CAUSES DE LA MORPHÉE.

Quand on veut déterminer la nature des maladies et remonter à leurs causes originelles, on est souvent embarrassé ; et, dans ce cas, reconnaissant que l'étude de la morphée n'est pas encore assez avancée pour le faire dogmatiquement, avec espoir de succès, je vais exposer mon opinion provisoire dans quelques simples propositions.

1re. La morphée dépend d'une altération ou modification particulière et congéniale d'une portion ou de toute la portion du système nerveux d'où émane et qui conduit la sensibilité.

2me. Cette modification repose sur la matière nerveuse elle-même, ou sur l'ordre qui existe, à l'état normal, entre les éléments de cette matière; et de cette modification particulière résulte l'idiosyncrasie morphétique.

3me. Pour moi, il existe donc une idiosyncrasie morphétique, comme il en existe une pour les scrofules, la phthisie, l'épilepsie, etc., avec lesquelles, pour le dire en passant, elle a plus d'un point de contact. Et, selon moi encore, la même cause, mais modifiée, ce qui arrive facilement, pouvant déterminer des idiosyncrasies diverses, il s'ensuivra qu'un scrofuleux pourra engendrer un morphétique, un phthisique, un épileptique, etc., et *vice versâ*.

4me. Enfin, je pense que la cause probable de l'idiosyncrasie morphétique provient de parents dont l'organisme a subi une influence particulière et profonde de la part de quelques virus, et principalement du virus vénérien.

5me. Et je regarde comme causes prochaines ou déterminantes de la morphée une température élevée et humide, une alimentation trop azotée, les excès ; et j'ajoute que souvent des symptômes vénériens consécutifs et quelquefois des fièvres pernicieuses donnent lieu à son développement.

---

## CHAPITRE V.

### TRAITEMENT DE LA MORPHÉE.

Les maladies idiosyncrasiques, ou qui s'engendrent à la faveur d'une altération organique primitive, sont en général difficiles à guérir. Non-seulement parce que souvent on ne rencontre pas le modificateur qui leur convient, mais parce que, plus souvent encore, après avoir proposé une médication convenable, on ne trouve personne qui veuille s'y assujettir avec constance et tout le temps, toujours très-long, dont on a besoin pour amener dans l'organisme l'heureuse modification que l'on en attend. Quoi qu'il en soit, puisqu'on ne désespère pas de guérir cette maladie, et que l'on peut en diminuer la gravité en empêchant qu'elle ne se multiplie, comme il paraît qu'elle tend à le faire, je vais proposer ce qu'il me semble convenable de lui opposer.

§ I. Quoique l'on ne puisse pas aujourd'hui même résoudre convenablement cette importante question, cependant par les informations que j'ai prises, et d'après mes observations particulières, j'ai lieu de croire que le nombre des morphétiques augmente, et dans une proportion supérieure à celle de l'accroissement de population. S'il en est ainsi, on doit se hâter de détourner la cause première du mal; et si je l'attribue à un virus, et principalement au virus vénérien, c'est cette maladie (la syphilis) que l'on doit attaquer convenablement dès son apparition, et empêcher par là que son action prolongée sur l'économie ne puisse donner lieu à cette malheureuse prédisposition.

Pour obtenir ce premier résultat, le peuple doit perdre sa croyance en pensant que des purgatifs suffisent pour guérir une affection vénérienne; et beaucoup de médecins pourront se convaincre que la désapparition d'un symptôme primitif ne suffit pas pour affirmer la guérison, mais qu'il est indispensable de joindre à une médication propre et spécifique le temps convenable pour neutraliser l'effet de ce virus, etc.

§ II. Si de cette mesure prophylactique, se rapportant à une des causes éloignées de la maladie, je passe à indiquer celles qui concernent les causes prochaines, je dirai d'abord que, pour obvier aux pernicieux effets d'une température élevée et humide, la première chose à faire est d'habiter une maison à étage, et de se couvrir le corps entier d'une étoffe, quelque légère qu'elle soit. C'est au défaut de ces précautions principalement que l'on remarque chez les Indiens une si grande lenteur dans l'augmentation de leur nombre; et c'est en les observant soigneusement que l'on préviendra l'action malfaisante d'une humidité très-souvent chargée de miasmes provenant de la décomposition de ces milliers d'êtres que le soleil et la pluie de ces régions font éclore, et dont les innombrables cadavres en saturent, pour ainsi dire, le sol. C'est, je crois, en partie pour cela que l'on voit au Brésil les pays dépeuplés beaucoup plus mal sains, les choses étant égales d'ailleurs, que ceux où la culture s'oppose à la multiplication prodigieuse de certains êtres, et en modifie d'autres. Mais cette humidité chargée de miasmes, surtout après les pluies, occupant par sa pesanteur spécifique les couches inférieures de l'atmosphère, ne peut s'élever à la hauteur d'un premier étage, ou, si elle le fait, c'est raréfiée, contenant moins de parties délétères, et par là moins dangereuse. C'est ainsi que j'ai vu en France (dans la Bresse), et plus souvent au Brésil, dans quelques régions où les fièvres intermittentes sont endémiques, les habitants d'une maison à étage en être préservés; et quelquefois même il a suffi, dans une localité de cette nature, d'avoir son habitation sur un monticule, pour se trouver à l'abri de la contagion.

Et quant à l'usage des vêtements, ceux-ci n'ont pas seulement l'avantage d'arrêter les miasmes à leur surface et d'en préserver l'économie en prévenant l'absorption cutanée; mais ils conservent à la peau sa souplesse, sa propreté, enfin toutes ses qualités propres à exécuter et faciliter la transpiration, et empêchent ainsi que cette importante fonction ne soit arrêtée ou troublée dans sa marche, ce qui donne lieu à un si grand nombre d'affections diverses et souvent très-dangereuses, surtout dans les pays chauds, où cette fonction joue un si grand rôle, comme cause, dans les maladies de tout genre.

Ainsi, au Brésil, tous, depuis le premier jusqu'au dernier, doivent occuper une maison à étage, et tous doivent avoir le corps entier habituellement couvert; l'esclave lui-même doit être chaussé et habillé, si l'on veut, quoique malheureusement pour le pays et pour lui, le conserver plus longtemps. Le Chinois, instruit par sa longue expérience de ce qui convient à cet égard dans un pays chaud et humide, porte un habillement d'une seule pièce, et ne change pas d'habitation ou n'émigre pas sans jeter dans l'endroit qu'il a choisi les fondements d'une maison suffisamment élevée au-dessus du sol. Mais si, dans des circonstances analogues, le Brésilien, surtout l'habitant des campagnes, met peu de soin à se loger et à s'habiller, il ne faut pas pour cela, comme on le fait généralement, en accuser sa paresse. Le Brésilien est sobre dans le manger, et supporte très-bien la fatigue de la chasse, de la pêche, et de tous les exercices qui lui plaisent; et s'il ne travaille pas davantage, c'est qu'il n'en sent pas la nécessité : une terre fertile lui donne en abondance les mets qu'il connaît et qu'il juge suffisants pour ses besoins; il ne souffre pas du froid; le soleil, la pluie, ne l'incommodent pas pour peu qu'il ait un toit au-dessus de sa tête; et enfin, croyant de bonne foi que les drogues sont faites pour guérir, il les prend dans l'occasion avec confiance, sans qu'il lui soit possible de deviner, parce que l'on ne devine pas, que ses nombreuses maladies et les morts fréquentes dans sa famille proviennent de sa maison mal bâtie et du corps mal couvert.

§ III. Quelques peuples de l'Inde, en prohibant l'usage de la chair des animaux, s'étaient aperçus probablement que cet aliment pouvait être chez eux la cause de plusieurs maladies, ou du moins qu'il ne remplissait pas pour eux les conditions d'une alimentation convenable (et de là est venu sans doute leur humanité pour les animaux). Mais les juifs, en déclarant le porc immonde, nous disent positivement que la chair de cet animal engendre la lèpre. Je n'examinerai point si en effet les substances animales, et particulièrement le porc, agissent d'une manière qui leur est propre dans la production de certaines maladies; mais je répéterai, eu égard à leur action physiologique sur l'économie, qu'elles paraissent convenir moins bien à l'habitant des pays chauds qu'à celui des pays froids : ces substances, et principalement les graisses, reconnues pour être d'une difficile digestion, provoquent, de la part des organes qui exécutent cette fonction, des efforts qui sont nuisibles à l'habitant d'un pays où la chaleur empêche d'agir, tandis qu'ils sont indispensables à l'homme du Nord, qui a besoin pour exister du calorique et de l'activité qui en résulte.

Je crois cependant que c'est moins par leur difficulté à être digérées, et par leur effet de réaction, que les substances animales sont nuisibles à l'habitant des pays chauds, que parce que leur digestion ne fournit pas à l'économie une assez grande quantité de matériaux propres à la transpiration et aux fonctions de sécrétions en général, fonctions dont l'ample exécution est ici des plus importantes, comme nous l'avons déjà dit.

La différence à cet égard, produite par le genre d'alimentation, est rendue très-sensible en comparant les sécrétions rares des carnivores avec celles très-abondantes des animaux qui se nourrissent d'herbe et de fruits, etc. C'est donc d'après cette nouvelle manière de considérer les substances animales dans l'alimentation, que je les regarde comme étant nuisibles à la santé, et par là comme cause d'un grand nombre d'affections diverses dans les pays chauds.

S'il en est ainsi, c'est-à-dire si l'on admet que les substances animales ou azotées sont, dans les pays chauds, une des causes prochaines de plusieurs maladies, et qu'elles peuvent en être une de la morphée, alors on devra non-seulement s'en abstenir pendant le traitement de cette maladie, mais encore il sera très-important d'en diminuer l'usage au Brésil, où le porc, le chou et le haricot composent presque exclusivement, ou exclusivement, la nourriture des habitants de plusieurs provinces; et, en effet, il me semble jusqu'à présent que les parties du Brésil où l'on se nourrit plus particulièrement de ces substances, toutes très-azotées, sont aussi celles où l'on remarque le plus grand nombre de ces malades.

§ IV. Je ne m'occuperai pas à décrire les pernicieux effets des excès en général; il est facile de s'en rendre compte, et l'on n'a pas de peine à les considérer comme des causes prochaines et éloignées d'une infinité de maladies. Ce sont eux, en effet, qui, en affaiblissant l'individu, disposent aux maladies, et celles-ci, en détériorant ou modifiant la constitution, appellent sur les générations les plus graves infirmités.

Les boissons spiritueuses et les femmes sont les principales sources d'excès au Brésil; mais tant que des institutions conçues avec intelligence et des règlements exécutés avec fermeté et justice n'amèneront pas un changement favorable dans les mœurs du pays, on signalera en vain le mal qui en résulte; la facilité que l'on a à s'y livrer est trop grande, l'amorce est trop séduisante, pour que de simples avis puissent suffire à en garantir; et même, avec tout cela, tant que subsistera l'esclavage on obtiendra peu... Cependant, comme ce n'est pas ici le lieu d'entrer dans des détails à cet égard, je me contenterai de dire que l'individu menacé de la morphée, ou déjà morphétique, doit éviter non-seulement les excès de ce genre, mais tous les excès, et qu'il doit s'abstenir entièrement de femmes et de boissons spiritueuses, etc.

Enfin, aujourd'hui, ne devant pas être plus étendu, ce que j'ai dit dans les paragraphes précédents va être résumé et complété en partie dans la courte exposition du traitement que je fais suivre dans ce moment-ci à plusieurs malades, et que je continuerai à prescrire jusqu'à ce que des travaux ultérieurs sur cette maladie m'engagent à le changer ou à le modifier.

1° Le malade se privera complétement de liqueurs spiritueuses, de café, de thé, et généralement de tout excitant; cependant à ses repas il pourrait boire de l'eau rougie avec du vin de Bordeaux bien naturel.

2° Il ne mangera ni chair de porc, ni choux, ni haricots, et choisira ses aliments parmi ceux-ci : soupes de pain, de riz; bouillies de tapioca, de salep, de sagú et d'arrow-root; pain, riz, lait coupé avec une partie égale d'eau, œufs frais à la coque, veau et poulets rôtis, poisson frais de rivière bouilli ou grillé, chicorée, laitue, épinards, cresson et pommes de terre; pour dessert quelques gelées de coings ou de pommes. On pourrait au nombre de ces substances alimentaires en ajouter quelques autres encore, et qui se trouveraient peut-être du goût du malade; mais en général celles-ci suffiront; car quoiqu'il soit nécessaire que le malade varie ses aliments et qu'il fasse trois repas par jour, il doit manger peu, moins qu'à son habitude, et surtout ne jamais remplir son estomac; on conçoit assez l'importance de ce précepte pour n'avoir pas besoin de le commenter. Cependant, à l'égard des aliments, selon les localités et l'abondance de telle ou telle nourriture, le médecin pourra modifier sa prescription en se renfermant toujours dans les limites d'une alimentation douce et très-peu animalisée.

3° Tous les jours, vers les onze heures ou midi, le malade prendra un bain d'eau douce tiède, de tout le corps, pendant une heure et plus, s'il ne se sent pas fatigué.

4° Le matin, une demi-heure avant le déjeuner, et le soir avant le souper, il prendra une pilule de la composition suivante :

| | |
|---|---|
| Extrait de feuilles de noyer (1) . . . . . . . . . . | 2 gros et demi. |
| Oxyde rouge de mercure. . . . . . . . . . . . . | 30 grains. |
| Oxyde noir de fer. . . . . . . . . . . . . . . . . | 3 gros. |
| Écorce de quinquina jaune ou feuilles sèches de carroba, en poudre. . . . . . . . . . . . . . . | 2 gros. |
| Sirop de gomme. . . . . . . . . . . . . . . . . | q. s. |

F. S. A. une masse et divisez en 100 pilules.

Par-dessus les pilules, et deux fois dans le courant de la jour-

(1) Feuilles de noyer (Juglans Regia) qui ont été trouvées efficaces dans le traitement des scrofules. V. *Arch. gén. de méd.*, *Paris*, *mai* 1841, etc., dernier article.

née, le malade boira une tasse d'une infusion amère; j'ordonne celle de feuilles sèches de carroba, quoiqu'une infusion de quinquina ou de petite centaurée me parût aussi utile; et même, comme le traitement doit être long, et que l'une de ces boissons longtemps continuée peut à la fin fatiguer l'estomac, il serait peut-être convenable de les donner alternativement, en préférant toujours cependant celle qui s'accommodera le mieux à l'estomac et au goût du malade.

5° De 20 en 20 jours, le malade prendra un purgatif avec 60 à 72 grains de racine de jalap en poudre dans un demi-verre d'eau tiède sucrée, et pendant l'effet du remède il boira abondamment de l'eau de poulet ou du bouillon aux herbes : ce jour-là seulement le malade est exempt du bain, des pilules, etc.

6° Le malade aura le corps entier habituellement couvert, et habitera un appartement sec et éclairé; il devra travailler d'un état manuel, s'il est possible, ou à son jardin à des heures convenables, en évitant l'humidité et la forte chaleur du jour.

7° Ce traitement doit durer deux ans consécutifs, et même davantage, surtout si après ce temps on a expérimenté quelque amélioration.

*P. S.* Si j'avais une machine, je compléterais ce traitement empirique par des bains et des chocs électriques.

8° *N. B.* Quand les taches me paraissent avoir quelque chose de la dartre, ou qu'il existe de celles-ci, ou qu'il y a des plaies, je fais ajouter au bain d'eau simple une bouteille d'hydrosulfate sulfurée de chaux, et je la prescris toujours dans le cas de morphée impétigineuse, ce qui constitue l'unique différence que j'apporte dans le traitement des deux variétés que j'ai admises.

9° Les plaies, les ulcères sont pansés à la charpie sèche seulement; cependant le chlorure de chaux les améliore considérablement; on peut toujours l'employer.

*Observation.* — Je ne rendrai pas compte de toutes les raisons qui m'ont déterminé à admettre chaque partie de ce traitement; je dirai seulement que, d'après ma manière d'envisager la maladie et ses causes, je devais penser au virus syphilitique, et peut être au virus dartreux qui, constitutionnellement ou d'une manière acquise, montrent presque toujours leur influence dans cette affection ; c'est aussi ce que je fais par l'emploi de l'oxyde rouge de mercure et des bains sulfureux , dont l'effet spécial est même rendu plus efficace par l'action tonique de l'oxyde de fer employé contre l'état d'une débilité particulière du système nerveux, et de toute l'économie, que je suppose exister chez le morphétique, etc. Je pourrais, peut-être, donner de bonnes raisons en faveur de la réunion de ces deux oxydes, et montrer en même temps que c'est à l'état d'oxyde que la plupart des médicaments doivent être employés dans le traitement des affections chroniques en général, et que, dans ce cas-ci, deux ans de leur usage ne sont pas trop longs pour amener dans l'organisme la modification que l'on cherche à obtenir, etc.; mais le temps n'est pas venu pour faire ce travail.

De même, quoique pour ce cas-ci un changement de climat m'ait paru un puissant modificateur, surtout employé au début, ou dès qu'on a lieu de soupçonner la maladie, cependant je n'en dirai rien encore, parce que, pour changer de climat, les difficultés sont nombreuses; la fortune manque d'un côté, les liens de famille, les habitudes, la patrie, etc., retiennent de l'autre. Ainsi, avant de prescrire ce sacrifice, il faut, dans la majorité des cas, avoir une certitude, non pas d'une amélioration seulement, mais d'un succès complet, etc.

On voit qu'il reste encore beaucoup à faire sur tous les points étiologiques, pathologiques et thérapeutiques de cette maladie; et c'est en pensant à cela que, dans ma lettre au ministre en lui envoyant ce travail, j'indiquerai ce que je croirais convenable de faire par le canal du gouvernement pour avancer une étude dont les progrès me paraissent d'une grande importance pour le pays et pour l'humanité.

---

Il me reste à dire un mot sur l'action des eaux thermales de Caldas Novas dans la morphée, ainsi que je l'ai promis dans l'analyse que j'en ai faite.

D'après la composition minérale de ces eaux, et surtout par l'azote qu'elles contiennent, et d'après mon opinion sur les causes et la nature de la maladie, on s'aperçoit facilement que j'ai lieu de les regarder comme nuisibles plutôt qu'utiles aux malades qui en font usage, soit intérieurement, soit en bains seulement. En effet, si l'on remarque que non-seulement on n'a pas un seul fait heureux à citer de leur emploi, mais qu'on y observe une mortalité de plus d'un cinquième par an des malades qui s'y rendent, on n'aura pas de peine à se ranger de mon avis. Sur cent malades environ que j'ai trouvés à ces sources, j'ai fait huit autopsies dans l'espace des quatre à cinq mois que j'y ai séjourné.

Dans le temps de leur grande réputation, on avait donné le n° 9 comme guéri et comme une preuve irrécusable de leur vertu spécifique. (Voy. l'obs. page 33.)

Quoi qu'il en soit, je suis loin de conseiller aux malades d'abandonner ces sources; car s'ils y perdent quelques instants d'une vie malheureuse, le temps qu'ils y passent est moins pénible pour eux. Ils forment là une société que la même misère rend plus étroite (j'y ai vu plus de charité que parmi nous); ils vivent en paix, se réunissent, causent et s'amusent quelquefois... ce qu'ils ne peuvent pas faire dans le monde, qui, malgré l'instinct de l'humanité, les repousse et s'en éloigne. C'est donc à l'influence morale, à la salubrité du lieu et à la propreté, dont l'eau thermale leur favorise l'entretien, que l'on doit attribuer cette amélioration dans quelques symptômes et même dans l'état général de la santé que plusieurs malades y ont expérimentée, surtout dans les premiers temps de leur arrivée. Et j'ajoute: malgré que ce soit à cette amélioration seulement que se limite l'influence de ces eaux, j'y proposerais néanmoins pour ces malheureux un établissement durable (qu'eux et la société réclament), si je ne le trouvais pas mieux placé aux sources thermales de la ville de Caldas (*comarca de Sapocahy*); là en effet il serait au centre de la population, dans un climat plus tempéré encore, et ses eaux sulfureuses, éminemment utiles pour des cas connus et très-nombreux au Brésil, en éloignant les craintes d'une dépense mal placée, donneraient un double but à l'établissement.

Au reste, je pense que le gouvernement, ou sous ses auspices, l'Académie impériale de Médecine, nommera une commission chargée de faire connaître l'état de cette nombreuse classe de malades, et de présenter les mesures curatives et hygiéniques qu'il conviendrait d'employer à leur égard. Il est temps de s'occuper sérieusement de ce sujet.

L'hôpital des *lazaros*, de Rio, pourrait être réformé, et sa grande fortune servir de noyau à ce nouvel établissement, qui serait créé d'après des vues très-larges d'utilité et d'agrément pour les malades.

Meiaponte, mai 1843.

---

## Copie de ma lettre au Ministre de l'Empire, M. Maia, en lui envoyant cette étude.

Melaponte, 1er juillet 1843.

MONSEIGNEUR,

Le prédécesseur de Votre Excellence m'ayant chargé l'année dernière, par l'entremise du marquis de Barbacena et du président de Goyaz (dom José), de faire l'analyse des eaux thermales de Caldas Novas, comarca de Santa Cruz, et ayant trouvé réunis à ces sources une centaine de malades, j'ai profité de cette occasion pour faire sur la morphée le travail que j'ai l'honneur de vous envoyer.

Je ne sais si l'examen que j'ai fait de ces eaux a été trouvé satisfaisant ou non, car je n'en ai entendu parler ni en bien ni en mal, par personne, depuis plus d'un an que je l'ai adressé, pour la première fois, au Marquis pour être présenté à M. le ministre.

Quoi qu'il en soit, je n'attends pas plus longtemps à vous diriger ce second travail, espérant que, s'il était jugé digne de quelque attention, il pourrait avancer l'époque d'une amélioration dans la santé publique et dans le sort de ces infortunés morphétiques.

Sans doute tout ne peut pas se faire en même temps; le gouvernement est aujourd'hui très-occupé, et l'on n'harmonise pas les institutions fondamentales d'une nation avec ses besoins particuliers en un seul jour.

Cependant les phénomènes qui agissent par leur influence sur l'avenir d'un peuple entier doivent être pris en considération aussitôt qu'ils apparaissent ou qu'ils sont signalés. Et la morphée serait dans ce cas-là, si en effet elle se multiplie dans une proportion supérieure à celle de l'augmentation de population.

Pour s'assurer de ce fait important, qui malheureusement n'est que trop probable, mais qui, une fois avéré, n'admettra plus de retard dans les mesures à prendre pour arrêter ce fléau, voici ce qu'il me semble convenable de faire.

Son Excellence le ministre de l'empire, ou de la justice, enverrait à chaque président de province un ordre pour obtenir des juges de paix ou des délégués, les noms, prénoms, etc., de tous les morphétiques existant dans le lieu de leur juridiction, et ceux-ci, par l'entremise des chefs ou inspecteurs de *quarteirões*, rempliraient le tableau ci-joint, qu'ils feraient ensuite remettre au président de leur province, et celui-ci, avec la somme de ces tableaux partiels, en formerait un seul de toute la province pour être envoyé au ministre compétent, et dans le plus bref délai.

*Morpheticos da Justiça de Paz de..... mez de.... anno de....*

| Numeros dos quarteirões a que pertencem os doentes. | NOMES, PRENOMES. | Côr. | Idade. | Estado. | Tempo da enfermidade. | Pobres. | Com o necessario. | Ricos. | OBSERVAÇÕES. |
|---|---|---|---|---|---|---|---|---|---|
| | | | | | | | | | *N. B.* A fortuna dos filhos de familia se refere á dos pais. |
| (Firma do juiz de paz.) | | | | | | | | | |

Pour faciliter le travail, ce tableau serait imprimé à Rio et envoyé aux présidents, qui en feraient remettre un exemplaire à chaque juge de paix. Une demi-feuille de papier suffira.

Je dois dire à Votre Excellence que plusieurs familles cachent leurs malades; alors, et pour avoir une contre-épreuve de cette opération, je crois que l'Académie de médecine devrait demander à ses correspondants et à tous les médecins de l'intérieur la même information, en leur recommandant de donner avec précision le nom et la résidence de chaque malade, pour qu'il n'y ait ni confusion ni double emploi. (Les médecins, par leur état, connaissent mieux l'intérieur des familles et peuvent, dans ce cas-ci, donner des renseignements plus exacts.) On leur enverrait aussi de ces tableaux imprimés.

En répétant ce travail deux fois et plus, de deux en deux ans, nous saurons de quelle quantité le nombre de ces malades aura augmenté au Brésil, et dans quelle proportion à l'égard de l'accroissement de population que l'on devra connaître aussi...

Et ce même travail nous indiquant les endroits où ces malades sont le plus nombreux, nous pourrons y observer si les lieux, les eaux, l'air, le genre d'alimentation, les habitudes, les maladies régnantes, etc., influent sur la production de cette maladie et de quelle manière.

C'est ainsi que l'étude de cette affection fera des progrès rapides parmi nous, et que nous pourrons arriver plus promptement à la découverte des moyens propres à la combattre et à nous en délivrer.

Pendant que ce travail s'exécuterait, il me reste encore un moyen à proposer pour l'avancement de cette étude, et qui, à ce qu'il me paraît, conviendrait parfaitement.

Ce serait d'envoyer en Europe un médecin avec douze ou quinze de ces malades, pris à différents degrés de la maladie, et de manière à avoir quelques nécropsies à faire. Arrivé à Paris, à l'hôpital Saint-Louis, il pourrait comparer ses malades avec ceux de ce vaste établissement, et s'aider des immenses ressources scientifiques qui existent dans cette capitale, pour bien apprécier les symptômes de la maladie et les lésions pathologiques qui se montrent avant et après la mort, etc. Il ne s'en tiendrait pas là : après avoir recueilli à Paris tout le fruit d'un séjour convenablement prolongé, il conduirait le reste de ses malades à Christiana ou dans une autre ville de la Norwége, où il existe une maladie qui semble avoir beaucoup de rapports avec celle-ci... on s'en assurerait, et l'on verrait si une maladie identique, naissant dans des climats entièrement opposés, est influencée par ce changement, et si l'axiome *contraria contrariis curantur*... est ici de quelque valeur... Au reste, c'est ainsi que l'on doit entendre un changement de climat contre la morphée : envoyer à Lisbonne, à Paris, on ne fait pas assez; c'est vers le 60° de latitude et au delà que les malades doivent séjourner plusieurs années, pour savoir à quoi s'en tenir sur un changement de climat contre cette infirmité, etc.

Enfin, cette expédition d'un nouveau genre, et dont le succès me paraîtrait assuré, coûterait peu au gouvernement, et partout elle serait accueillie avec empressement; surtout aujourd'hui que l'Europe entière et principalement la France font les plus grands efforts d'intelligence, de peine et d'argent, pour agrandir le cercle de la médecine, de cette science qui doit contribuer toujours et si puissamment aux progrès de la civilisation générale et au bonheur des hommes. Et la Norwége pourrait encore moins s'en plaindre, puisque si cette expédition réussissait pour nos malades, probablement le climat du Brésil conviendrait aussi aux siens; alors on pourrait établir des échanges, etc.

Je n'ai pas développé avec plus d'étendue les avantages des mesures que je propose pour l'avancement de l'étude de la morphée, afin de ne pas abuser de vos moments; mais je serai toujours prêt à remplir vos ordres sur ce que vous exigerez de moi pour le bien du pays et des malheureux.

J'ai l'honneur d'être, avec une parfaite considération, de Votre Excellence,

le très-humble et très-obéissant serviteur,

DOCTEUR FAIVRE.

www.ingramcontent.com/pod-product-compliance
Ingram Content Group UK Ltd.
Pitfield, Milton Keynes, MK11 3LW, UK
UKHW021145230726
13926UKWH00002B/936